Die Erstellung einer Testbatterie als Messinstrument zur Erfassung der konditionellen Fähigkeiten jordanischer Fussballspieler der Ersten Liga

von

Mohammed Khaled Bakir Bashokhaj

Tectum Verlag
Marburg 2001

Die Deutsche Bibliothek - CIP-Einheitsaufnahme

Bashokhaj, Mohammed Khaled Bakir:
Die Erstellung einer Testbatterie als Messinstrument zur Erfassung
der konditionellen Fähigkeiten jordanischer Fussballspieler der Ersten Liga
/ von Mohammed Khaled Bakir Bashokhaj
- Marburg : Tectum Verlag, 2001
Zugl: Giessen, Univ. Diss. 2001
ISBN 3-8288-8285-4

Tectum Verlag
Marburg 2001

7

INHALTSVERZEICHNIS

1. EINFÜHRUNG

1.1 Einleitung

Das Ballspiel gibt es seit jeher in allen Kulturen, aber es ist die chinesische Kultur, die uns eine vollkommene und aufschlussreiche Dokumentation hinterlassen hat. Das älteste Dokument geht auf das Jahr 1697 vor Christi zurück, als der chinesische Kaiser Hauang-Ti das T' su Chu (wörtlich: mit dem Fuß gestoßener Lederball) erfunden hat.

Der offizielle Fußballsport, so wie wir ihn kennen, entstand 1863 in London, als die Vertreter von elf englischen Vereinen die Football Association of England gründeten und eine revolutionäre Neuerung einführten: den Spielern wurde das Spiel mit den Händen verboten.

Das Spiel der ersten Mannschaften war sehr primitiv, mit ganz einfachen Regeln, die kick and rush genannt wurden, in anderen Worten „Stoß und Lauf". Es folgten seitdem ständige Veränderungen in den Spielregeln sowie in der Spieltaktik. Seit über 100 Jahren gibt es den organisierten Fußball. Seit über einhundert Jahren beobachtet man das Phänomen, daß sich der Fußball über die ganze Erde ausgebreitet hat, und Wochenende um Wochenende mehrere Millionen Menschen anzieht, sie erregt, sie in Freudentaumel oder tiefste Betrübnis versetzt.

Fußball ist ein Naturereignis (HUBA 1988), sagen Einige. Fußball ist auf den Sport übertragener Lebenskampf. Fußballstadien sind ideale Plätze, um angestaute Aggressionen, Missmut und Ärgernisse abzureagieren, sagen Andere. Vor allem aber ist Fußball ein berauschendes Spektakel, und es gibt keinen Sport, der nur annähernd die gleiche Wirkung hat.

Sie ist neben dem Basketballspiel (NEUMANN 1994) die von der sportlich interessierten Bevölkerung am emotionell höchsten bewertete Spielsportart, die sich weltweit größter Beliebtheit erfreut. Dabei werden die besten und erfolgreichsten Fußballspieler in den einzelnen Ländern wie Nationalhelden verehrt und gefeiert. Zahlreiche Fans stehen immer hinter ihren Idolen und folgen ihnen mit großer Begeisterung von Stadt zu Stadt, von Land zu Land und von Kontinent zu Kontinent, und das nicht erst seit gestern und nicht erst seit das Fernsehen Fußball in alle guten Stuben liefert.

Es ist mehr als ein Spiel. Das ist einer der vielen Slogans, die geprägt wurden, um die Faszination des Fußballspiels zu erklären. Denn was das Reglement zum Fußballspiel bestimmt, ist ein unzulänglicher Rahmen für das, was Fußball wirklich darstellt.

In den letzen Jahren (PERENI/DIE CESARE 1997) hat sich das Fußballspiel grundlegend verändert. Dies ist, zumindest teilweise eine Folge der zahlreichen Mittel, die diesem, bei weitem reichsten Sport zur Verfügung gestellt worden sind, auch wenn manchmal diese enormen Möglichkeiten nicht in die richtige Richtung führen. Diese Änderungen betrafen vorwiegend den konditionellen Bereich, der eine wichtige Funktion hat. Er begrenzt nicht nur die körperliche Leistungsfähigkeit sondern hat auch erheblichen Einfluß auf die Technik und die Taktik (Effektivierung bzw. Perfektionierung technisch-taktischer Fähigkeiten) des einzelnen Spielers und somit auch auf das Spielniveau der gesamten Mannschaft ausüben können (NOWACKI/DE CASTRO 1982).

Die Laufleistung weltbester Fußballspieler betrug z.B. in den 60er Jahren 4868 m während eines Spieles (PALFAI 1970; WADE 1962), während die Laufleistung der heutigen modernen Spieler 10-12 km und in Extremfällen 17 km beträgt (THOMAS RALLY 1994; BAUER/ÜBERLE 1984).

In einer unveröffentlichten Arbeit, die ich mit einigen Kollegen vom Sportinstitut der jordanischen Universität zur Messung der Laufleistung von Spielern während der asiatischen Qualifikation für die Weltmeisterschaft in den USA 1994 durchführte, haben die Spieler der Nationalmannschaften (China, Irak, Pakistan, Jemen und Jordanien) im Durchschnitt eine Strecke von 5000 m erzielt. Bei einer anderen Untersuchung zur Erhaltung des Magistertitels (OBEIDAT 1998), haben die jordanischen Spieler der ersten Liga eine Strecke von 3854 m zurückgelegt. Zur Feststellung der Ausdauerfähigkeit einer deutschen Bundesligamannschaft (Arminia Bielefeld) ermittelte GERISCH/TRITSCHOKS (1984, 44) eine Laufstrecke von 3019 m beim Cooper-Test.

Die jordanischen ges. Spieler erzielten eine Strecke von 2878 m. Bei der vertikalen Sprungkraft ermittelten GRÜTZNER/WEINECK (1988, 106) bei der bayrischen Liga eine Höhe von 57,5 cm und eine Höhe von 57 cm in der 1. Bundesliga. Die jordanischen ges. Spieler erzielten eine Höhe von 50 cm. Bei den obigen Untersuchungen kann man den Unterschied zwischen der Leistungsfähigkeit der jordanische Spieler im Vergleich zu den anderen Spielern feststellen.

Leider wird der Fußball trotz des großen Interesses der Bevölkerung an dieser Sportart und trotz der sehr positiven Entwicklung aller jordanischen gesellschaftlichen Bereiche nicht voll gefördert. Auf der Schätzliste des Internationalen Fußball Verbands (F.I.F.A.) pendelt die jordanische Nationalmannschaft in den letzten 10 Jahren zwischen den Rangplätzen 90-140.

Die Defizite im konditionellen Bereich der jordanischen Spieler sind mir als aktiver Fußballspieler und Trainer auf nationalem Niveau (Trainer der jordanischen Nationalmannschaft 1993) bekannt. Durch meine Erfahrungen und Spielbeobachtungen von vielen Mannschaften, die ich trainiert habe, konnte ich auf diese Defizite hinweisen. Derzeit gibt es keine Studie, in der die konditionellen Fähigkeiten der jordanischen Spieler überprüft wurden.

Aus diesem Grund habe ich mich für ein Forschungsstudium beworben, um am Sportwissenschaftlichen Institut der Universität Gießen unter der Leitung von Prof. Dr. Hannes Neumann Untersuchungen für eine Testbatterie durchzuführen und somit ein Messinstrument zu erstellen, mit der die konditionellen Fähigkeiten von jordanischen Nationalspielern und Spielern der ersten Liga überprüft werden können.

Solche Testbatterien ermöglichen die Planung, Durchführung und Auswertung des Trainingsprozesses, das Aufzeigen von Schwächen und Stärken einzelner Spieler, Talentbestimmung, Spielerauswahl und einen Vergleich unter den Spielern, damit die Leistungsfähigkeit gesteigert werden kann.

1.2 Fragestellung, Notwendigkeit und Zielsetzung der Untersuchung

Schon 1972 hat HAAG ausgeführt, daß die in der Curriculumdiskussion immer wieder gestellten Forderungen nach operrationalisierten Lernzielen und damit auch nach Verfahren, die das Erreichen der Lernziele kontrollieren, die „Entwicklung eines Testinstrumentariums zur Lernzielkontrolle und damit die Beschreibung von Tests" benötigen. Auch Heute trifft diese Aussage noch zu. „Der Überprüfung des Lernerfolges stehen sportmotorische Tests in standardisierter und informeller Art für die Messung und Beurteilung von Kondition, Koordinationsfähigkeit, Schnelligkeit und Ausdauer zur Verfügung" (GRÖßING 1996, 98). Aber nicht nur in der Schule, sondern auch an den Hochschulen und in den Vereinen werden immer mehr spezielle operrationalisierte Lern und Trainingsziele im Zusammenhang mit einer objektiven Leistungsbewertung benötigt. GERISCH bestätigt diese Aussage und unterstreicht die Notwendigkeit von Tests auch im Fußballspiel. Laut GIERISCH „ergibt sich für den Amateurfußball, aber auch für den professionellen Fußball die Notwendigkeit, Testverfahren zu entwickeln bzw. anzuwenden, die einerseits dem Grundsatz der Ökonomie und der Praktibilität entsprechen und die andererseits zu verwertbaren Ergebnissen führen" (GERISCH 1990, 61). Die sich für die Sportwissenschaft stellende Frage nach der Durchführbarkeit und Verwirklichung dieser Ansprüche wird mit Tests beantwortet, die „auf das Bemühen, die in der Sportwissenschaft zu erforschenden Sachverhalte objektiv zu erfassen und sie einer mathematisch-statistischen Auswertung verstärkt zugänglich zu machen" (HERZBERG 1970, 12) zurückzuführen sind. Wie KUHN 1976 ausführte, existieren gerade im Bereich der Sportspiele in Deutschland nur sehr wenige abgesicherte Tests, die wissenschaftlichen Ansprüchen genügen. Hauptsächlich in den USA sind Tests entwickelt worden, für die Gütekriterien bestimmt wurden. Die Entwicklung des Fußballsports steht in den USA aber im Gegensatz zu Deutschland am Anfang. Die Erstellung von Tests, die auf das Spielniveau in Deutschland abgestimmt sind, ist daher notwendig. Der Mangel an abgesicherten Tests liegt auch in der Schwierigkeit begründet, mit Tests ein Maß für die Spielleistung, die sich aus sehr vielschichtigen Faktoren zusammensetzt, zu bestimmen. Daher faßt man Einzelfaktoren zu Teilbereichen zusammen. Für die Entwicklung und Erhaltung einer hohen Leistungsfähigkeit im Fußball sind viele Faktoren von Bedeutung, da zwischen ihr und nahezu allen anderen Leistungsfaktoren eine mehr oder weniger ausgeprägte Wechselbeziehung besteht (siehe Abb.1).

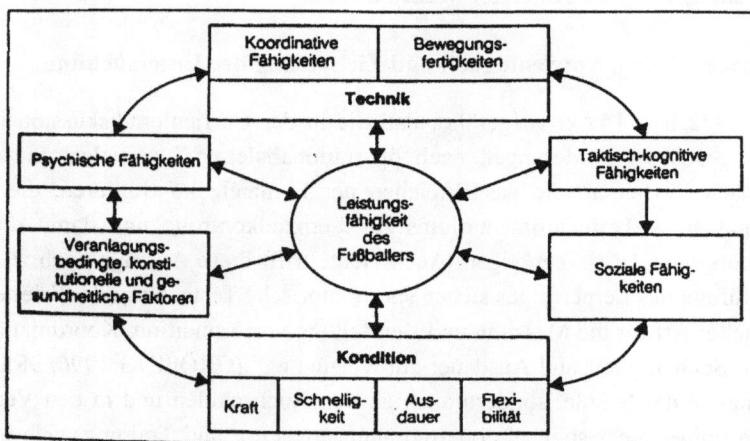

Abb.1: Komponenten der Leistungsfähigkeit des Fußballers (nach WEINECK 1998, 17)

In Anlehnung an (KUHN/MAIER 1978, 13) teilt DÖBLER die sportliche Leistung in vier Bereiche ein:

1. Der technische Bereich
2. Der physische Bereich
3. Der taktische Bereich
4. Der sittlich-moralische Bereich

Wenn diese Bereiche im Spiel auch nicht immer streng voneinander zu trennen sind und auch die Summe der Teilbereiche noch nicht das endgültige Maß für die Spielleistung wiedergibt, da die Kombination von Leistungen aus unterschiedlichen Teilbereichen eine zusätzliche Leistungsgröße darstellt, so ist doch durch eine möglichst klare Aufgliederung der Bereiche nach ihrer Struktur eine Möglichkeit gegeben, die Spielleistung analytisch zu bestimmen. Die Bestimmung und Strukturierung der Teilbereiche ist Voraussetzung dafür, die Spielleistung zu analysieren und anschließend mit geeigneten Methoden (evtl. Spielbeobachtung mit Videoanlagen) ein qualitatives und quantitatives Maß für die Spielleistung bestimmen zu können. Auf der Grundlage dieses analytischen Vorgehens sollen die Gegenstandsbereiche dieser Arbeit die Strukturierung und die Bestimmung des physischen Niveaus sein. Die Möglichkeiten der Entwicklung eines sportartspezifischen Fußballkonditionstests sollen dargestellt werden. Das Ziel dieser Arbeit beschränkt sich auf die Darstellung der Tests zur Erfassung der konditionellen Fähigkeiten der jordanischen Fußballspieler der Erstliga und die Möglichkeit eines Vergleiches mit anderen Ländern, um eine Testbatterie zu erstellen, die als Messinstrument für die jordanischen Spieler gelten kann. Tests sind in der erster Linie geeignet, um in der Trainingspraxis elementare Stärken und Schwächen im konditionellen Bereich aufzuzeigen (vgl. BÖS 1987; 19). Damit ist dann auch die Möglichkeit gegeben, im technischen Bereich Probleme oder Schwäche zu erklären.

1.3 Terminologische Klärungen

Die folgenden Definitionen werden für notwendig erachtet, weil diese Arbeit in ihrer Übersetzung im arabischen Sprachraum Verbreitung finden soll. Dort sind nachstehende Definitionen derzeit noch nicht genügend bekannt, oder liegen noch gar nicht vor. Auch ist diesbezügliche fremdsprachliche Literatur in Jordanien nur schwer erreichbar.

„Der Begriff Test ist ein Anglizismus und läßt sich am besten mit 'Untersuchung' oder 'Probe' übersetzen. Der etymologische Ursprung des Wortes ist lateinisch

testimonium, was soviel wie 'Zeugnis' oder 'Prüfung' bedeutet" (BÖS 1987, 59).
HERZBERG bestätigt: der „Begriff Test kommt aus dem Lateinischen, Französischen und Englischen und bedeutet 'Probe', 'Wertbestimmung', 'qualitative oder quantitative Prüfung'" (HERZBERG 1970, 13). Test bedeutet im Deutschen soviel wie 'Probe', 'Prüfung', 'Versuch'. Im engeren Sinne bezeichnet der Begriff Test ein standardisiertes Prüfverfahren" (RÖTHIG 1992, 510). Er erklärt, daß der Begriff Test mehrere Bedeutungen hat. Als Test werden 'Meß-' und 'Prüfverfahren', das 'Prüfmaterial' oder auch 'Untersuchungsvorgänge' bezeichnet. HERZBERG versteht Test generell im Sinne von 'Methode'. Danach ist aber auch die Leistungskontrolle, „das Erfassen von Leistungen einzelner Sportler durch Messen, Zählen, Beobachtung und Bewerten in einer Sportart oder Sportdisziplin [...]" (HARRE 1976, 224), ein Test. Die Leistungskontrolle ist jedoch nur gleichzusetzen mit nicht standardisierten oder informellen Tests, „wie sie Psychologen und Lehrer gewissermaßen für den Hausgebrauch nutzen und auswerten" (LIENERT 1969, 21). Im Gegensatz dazu müssen standardisierte Tests „wissenschaftlich entwickelt, hinsichtlich der wichtigsten Gütekriterien untersucht und unter Standardbedingungen durchführbar und normiert sein" (LIENERT 1969, 21). Unter Berücksichtigung der Bedingungen eines standardisierten Tests und im Hinblick auf das spezielle Anwendungsgebiet wird der sportmotorische Test definiert als „ein unter Standardbedingungen durchführbares Verfahren zur Untersuchung eines oder mehrerer empirisch abgrenzbarer Merkmale der individuellen motorischen Eigenschaft, des sportmotorisch-technischen und sportmotorisch-taktischen Fertigkeitsniveaus mit dem Ziel einer möglichst quantitativen Aussage über den relativen Grad der individuellen Merkmalsausprägung" (BALLREICH 1970, 16). BÖS definiert die sportmotorischen Tests als „wissenschaftliches Routineverfahren zur Untersuchung eines oder mehrerer theoretisch definierbarer und empirisch abgrenzbarer Persönlichkeitsmerkmale. Gegenstandsbereiche sind das individuelle, allgemeine und spezielle motorische Fähigkeitsniveau. Ziel ist eine möglichst quantitative Aussage über den relativen Grad der individuellen Merkmalsausprägungen. Tests müssen unter Standardbedingungen durchführbar sein und den statistischen Gütekriterien des jeweiligen testtheoretischen Modells genügen" (BÖS 1987, 61). SAß beschreibt Tests wie folgt: „Die Tests in den Sportspielen dienen zur Überprüfung konditioneller und koordinativer Fähigkeiten sowie der Stabilität und Rentabilität von sporttechnischen Fertigkeiten, also von Leistungsfaktoren, die durch andere Verfahren nicht exakt gemessen werden können" (SAß 1985, 737). Bei BÖS (1987, 61) finden sich neben der Bezeichnung sportmotorischer

Test auch die Begriffe motorischer Test (SCHILLING 1974; SCHNABEL 1963), sportmethodischer Test (BRUNNER/THIEß 1970; LETZELTER 1983), Sporttest (NEUMANN 1975), körperlicher Leistungstest (LUTTER/SCHRÖDER 1970), Bewegungstest (RIEDER 1970) oder psychomotorischer Test (RAPP/SCHODER 1977). BÖS behauptet, diese unterschiedliche Begriffswahl akzentuiere teilweise Unterschiede im Motorikverständnis oder weise auf besondere Hauptanwendungsbereiche hin. In der aktuellen Literatur haben sich die Begriffe motorischer bzw. sportmotorischer Test zunehmend durchgesetzt.

In dieser Arbeit werden die konditionellen Fähigkeiten untersucht, die der sportmotorischen Eigenschaft (konditionelle Fähigkeiten) in der Definition von SCHNABEL/HARRE/BORDE und anderen Autoren entspricht. In der sportwissenschaftlichen und hier speziell in der trainings- und bewegungswissenschaftlichen Diskussion werden die Begriffe Fähigkeit und Eigenschaft in der Regel synonym gebraucht (RÖTHING 1992, 159). Der Begriff Fähigkeit bedarf einer Erläuterung. „Fähigkeiten sind latente Konstrukte, die nicht der Beobachtung zugänglich sind, sondern aus beobachtbaren Indikatoren erschlossen werden. So ist z.B. die Muskelkraft als motorische Fähigkeit nicht direkt beobachtbar" (BÖS 1987, 82). Bei Probanden, die sich aufgrund der Anzahl absolvierter Sit-Ups, Klimmzüge oder Liegestütze voneinander unterscheiden, wird auf ein unterschiedliches Niveau der Kraftfähigkeit geschlossen. Kraft, Ausdauer, Schnelligkeit und Beweglichkeit zählen zu den konditionellen Fähigkeiten. Der spezielle Begriff der konditionellen Fähigkeit im Fußball wird später ausführlich behandelt. Ebenso wird der Spezialbegriff Testtheorie erst in den nächsten Abschnitten eingehender dargestellt.

1.4 Gliederung in Einzelaspekte

Nach der Einführung in die Problematik im ersten Kapitel, soll im zweiten Kapitel der theoretische Bezugsrahmen abgesteckt werden. Dazu werden die zu erfassenden komplexen fußballkonditionellen Fähigkeiten, wie Kraft, Schnelligkeit, Ausdauer und Beweglichkeit eingehender erläutert. Die in der Literatur vorkommenden Betrachtungsweisen konditioneller Fähigkeiten im Fußball werden herangezogen, um bei der Klärung und der Definition des Begriffs zu helfen. Die Literaturdurchsicht und die Definitionen sind die Grundlage für die Strukturierung der Teilbereiche konditionelle Fähigkeiten. Die Definition des Begriffes und seine Strukturierung bilden die Grundlage für die Testbatterie. Eine Übersicht über die vorhandenen Tests und die Einbeziehung von Expertenmeinungen führen dann zur Erstellung der Items für die Voruntersuchung. Die Testbatterie wird an einer kleinen Stichprobe auf ihre Praktikabilität und Anwendungsfähigkeit gemäß den Prinzipien der Aufgabenkonstruktion und Aufgabenanalyse überprüft. Für die Hauptuntersuchung wird eine Testbatterie ausgewählt, die anhand einer größeren Stichprobe von Spielern auf ihre Gütekriterien untersucht wird. Die Testbatterie soll die Test- und Retestmethode als objektives Maß der Leistungsbeurteilung darstellen. Als Schwerpunkt und Absicherung folgt die statistische Auswertung. Zum Abschluß sollen die Ergebnisse dargestellt und interpretiert werden und weiterführende Probleme sowie Anwendungen in der Praxis aufgezeigt werden.

1.5 Abgrenzung zu nicht behandelten Fragen

1.5.1 Abgrenzung zu anderen Tests

Motorische Tests und Testbatterien können nach BALLREICH (1970) in fünf verschiedene Aufgabenbereiche eingeteilt werden. Die in dieser Arbeit zu entwickelnde Testbatterie aus dem leistungsdiagnostischen Aufgabenbereich ist abzugrenzen gegenüber Tests aus dem entwicklungsdiagnostischen, prognostischen, dimensionsanalytischen und experimentellen Bereich. Mit den motorischen Tests dieser Arbeit soll der Ist Zustand der Spieler der jordanischen Nationalmannschaft und der Spieler der Erstliga überprüft werden.

1.5.2 Weitere Methoden der Leistungsbestimmung im Fußball

Neben den Tests zur Bestimmung der einzelnen Komponenten der Spielleistung durch Tests und Testbatterien, existieren weitere Verfahren zur Bestimmung der Spielleistung: die sportmedizinischen Labortests (z.B. Laktatbestimmung, maximale Sauerstoffaufnahme, Vitalkapazität etc. die im Labor stattfinden), die Spielbeobachtung und Testspiele. „Unter Beobachtung versteht man das aufmerksame visuelle Wahrnehmen und Registrieren von Merkmalen einer Handlung oder Situation. Vom wissenschaftlichen Standpunkt aus ist eine Beobachtung stets systematisch zu planen und auf ein formuliertes Ziel ausgerichtet" (GROSSER/ NEUMAIER, 1988 Studienbrief 17, 66). Nach der Definition von ANDRESEN/ HAGEDORN umfaßt die Spielbeobachtung oder auch direkte Leistungserfassung die Messung spezifischer Handlungen eines individuellen Spielers oder einer Mannschaft vor und nach, aber insbesondere während des Spiels. Eine derartige Erfassung kann methodisch aufgrund einer mit dem Spiel simultan aufgezeichneten schriftlichen bzw. graphischen oder nach dem Spiel durchgeführten schriftlichen, graphischen, film- oder videogebundenen Analyse erfolgen (ANDRESEN/ HAGEDORN 1984, 102). Bei der konditionellen Komponente wird u.a. die Anzahl und Intensität kurzer, mittlerer und langer Sprints sowie Seitwärts-, Rückwärtslaufen oder Gehen erfaßt. Im Sinne der technischen Komponente wird die Häufigkeit und Effektivität von Dribblings, Pässen und Torschüssen bewertet. Unter dem taktischen Gesichtspunkt kann die Anzahl von Doppelpässen, Abwehr- und Angriffsaktionen eines einzelnen Spielers oder einer Spielergruppe beurteilt werden. Bei der psychischen Komponente werden u.a. individuelle und mannschaftsbezogene Aktivität, Motivation, Aggression, Spielintelligenz und die Mannschaftskohäsion auf der Grundlage der Spielhandlungen bewertet. Somit bezieht sie ihre Ergebnisse aus der Beobachtung des Wettkampfspiels. Problematischer als in isolierten Testsituationen sind besonders drei Faktoren, die der einzelne Spieler nicht selbst bestimmen kann. HAGEDORN bezeichnet diese drei Faktoren als die bestimmenden der Handlungsstruktur im Mannschaftsspiel: die Mitspieler, die Gegenspieler, die kontraagieren und das Schiedsgericht, das die Regelgrenzen der Aktionen überwacht (vgl. HAGEDORN 1971, 20).

Bei der Spielbeobachtung tauchen Probleme des raum-zeitlichen Stellenwertes von Aktionen und Problemen der Struktur von Spielvorgängen auf. Eine verfahrenseigene Schwierigkeit stellen die Objektivität der Beobachtung und die Beobachtbarkeit der Spielvorgänge überhaupt dar. In vielen Fällen versuchen die Trainer auch den Leistungsstand der Spieler durch sogenannte Testspiele zu überprüfen, bei denen es sich nicht um motorische Test im wissenschaftlichen Sinne handelt. Vielmehr versuchen die Trainer Informationen über den Leistungsstand ihrer Spieler zu erhalten. Aber leider fallen solche Informationen aus vielerlei Gründen sehr ungenau und unzuverlässig aus (z.B. aufgrund äußerer Bedingungen, Gegner, Motivation usw.). Für diese Arbeit werden diese drei Methoden nicht weiter berücksichtigt.

1.5.3 Abgrenzung zu anderen Bereichen der sportliche Leistung

Wie erwähnt, wird die Spielleistung in vier Bereiche unterteilt, wobei in dieser Arbeit nur auf die physische Leistung eingegangen wird. Um einen Überblick über die Komponenten der Spielleistung zu erhalten, werden die anderen Bereiche dennoch vorgestellt. Zu ihnen gehören der technische Bereich, der taktische Bereich und das sittlich-moralische Verhalten.

1.5.3.1 Der technische Bereich.

„Die sportliche Technik ist eine erprobte, zweckmäßige und effektive Bewegungs-folge zur Lösung einer definierten Aufgaben in Sportsituationen" (MARTIN/ CARL/LEHNERTZ 1993, 45). Unter *Technik* werden „Routineverfahren zur situationsspezifischen Lösung sportlicher Bewegungsaufgaben verstanden. Hierin sind sowohl sportartspezifische Bewegungsformen als auch deren situationsab-hängige Kombination und Variation eingeschlossen. Grundlage jeder Technik ist die Entwicklung von senso- und psychomotorischen Koordinationsmustern" (NITSCH/NEUMAIER/MAREES/MESTER 1997, 42).

BISANZ/GERISCH verstehen unter Fußballtechnik „alle fußballspezifischen Be-wegungsabläufe, die zielgerichtete und regelgerechte Spielhandlungen ermögli-chen" (BISANZ/GERISCH 1988, 147). SCHNABEL/HARRE/BORDE verstehen unter Technik ein „in der Praxis erprobtes, aufgrund der allgemeinen psychophysi-schen Voraussetzungen des Menschen realisierbares charakteristisches Lösungs-verfahren einer in sportlichen Handlungen erwachsenden Bewegungsaufgabe, das als Bewegungsalgorithmus der jeweiligen Bewegung immanent ist" (SCHNA-BEL/HARRE/BORDE 1997, 102). In vielen Sportarten spielt sie sogar die ent-scheidende Rolle für das Erreichen größeren Erfolgs. Das Fußballspiel zählt sicherlich zu den Sportarten, in denen der Technik eine dominierende Rolle zuge-sprochen wird, und ein großer Teil der Attraktivität dieses Mannschaftssports geht von der Technik aus, also von den Spielern, die über ein überdurchschnittliches Ballgefühl verfügen. Da die Konstanz des technischen Spielniveaus über die ge-samte Spieldauer wesentlich von dem konditionellen Leistungsstand mitbestimmt wird, bilden sie zusammen die Grundlage für eine erfolgreiche Durchführung des taktischen Spielkonzepts. Diese Komponente kann durch sportspielspezifische motorische Tests erfaßt werden.

1.5.3.2 Der taktische Bereich

Die Taktik bezeichnet die Lehre von der Führung und Organisation des sportli-chen Wettkampfes. Für den Einzelspieler bedeutet das den möglichst effektiven Einsatz seiner technischen und physischen Fähigkeiten. „Das Wort Taktik stammt aus Griechischen (taktike´= Kunst der Anordnung und Aufstellung) und umfaßt allgemein planvolle Einzelschritte im Rahmen eines Gesamtkonzepts" (Strate-gie), (KERN 1989, 13). Strategie, ebenfalls griechischen Ursprungs, bedeutet im engeren und ursprünglichen Sinne die Kunst der Kriegsführung. Die Grundidee des Fußballspiels ist, Tore zu erzielen und Tore der gegnerischen Mannschaft zu verhindern; auf diese Weise entwickelt sich die sogenannte Taktik. Unter diesem Begriff definieren BISANZ/GERISCH die Taktik als „alle organisierten Maßnahmen, die darauf ausgerichtet sind, die Spielziele zu erreichen und bedeutet Planung und Vollzug des Geplanten" (BISANZ/GERISCH 1988, 195). MARTIN/ CARL/LEHNERTZ beschreiben die Taktik wie folgt: „Taktik bezeichnet den Einsatz eines Systems von Handlungsplänen und Entscheidungsalternativen, das Handlungen so zu regeln gestattet, daß ein optimaler sportlicher Erfolg möglich wird" (MARTIN/CARL/LEHNERTZ 1993, 229). TALAGA versteht Taktik als „Planmäßige und durchdachte Aktivitäten der Spieler während des Wettkampfes, die gekonnte Anpassung an entstandene Gegebenheiten waren schon häufig die Ursache von Siegen über Gegner, die man für überlegen hielt" (TALAGA 1977, 45). SCHNABEL/HARRE/BORDE definieren die Taktik als die „Gesamtheit der individuellen und kollektiven Verhaltensweisen, Handlungen und Operationen von Sportlern und Mannschaften, die unter Beachtung der Wettkampfregeln, des Partner- und Gegnerverhaltens sowie der äußeren Bedingungen auf die volle Nutzung der eigenen Leistungsvoraussetzungen im Sinne eines bestmöglichen Wettkampfergebnisses oder einer optimalen Leistung gerichtet sind" (SCHNABEL/ HARRE/BORDE 1997, 81.). All diese Definitionen teilen gemeinsame Auffassungen des Begriffs *Taktik*. Hier wird davon ausgegangen, daß Zusammenspiel und Harmonie das Ergebnis intelligenter Leistung des Denkvermögens höherer Hirnstrukturen ist. Zur Analyse der taktischen Komponente können u.a. sportspielspezifische Wahrnehmungs-, Entscheidungs- und Bewertungsuntersuchungen (Spielintelligenz) anhand von ausgewählten Spielszenen durchgeführt werden.

1.5.3.3 Der sittlich-moralische Bereich

Das sittlich-moralische Verhalten ist die vierte Komponente der Spielleistung. Es beinhaltet die Lernziele, die im affektiven Bereich liegen. „Bei den psychischen Verhaltenskomponenten im Sport spielen Motive, Antriebe, Einstellungen, Werthaltungen, also alle Komponenten der Leistungsbereitschaft, eine maßgebliche Rolle. Charakteristisches Merkmal jeder sportmotorischen Handlung sind Zweckgerichtetheit und Zielbestimmtheit. Dabei greifen Antriebs- und Steuerfunktionen ineinander" (BISANZ/GERISCH 1988, 145). Die Autoren ergänzen, daß zu einer optimalen Wettkampfvorbereitung des Sportlers neben der Ausbildung und Aktivierung leistungsbeeinflussender Variablen auch Komponenten aus dem großen Spektrum psychischer Eigenschaften und Funktionen, wie z.B. Aufmerksamkeit und Konzentrationsfähigkeit, Willensstärke, Widerstandsfähigkeit, Selbstkontrolle, Selbstvertrauen, Temperament u.a. gehören. Hinsichtlich der psychischen Komponenten werden in grundlagenorientierter Schwerpunktsetzung Verfahren wie z.b. Persönlichkeitsinventare, Motivations- und Beanspruchungsfragebögen eingesetzt und in sportspielspezifischer Akzentuierung Verfahren wie z.B. das Interview, die Selbstkonfrontation u.a. angewendet.

1.6 Darlegung der Hypothesen

Bevor man an die Lösung des vorgegebenen Problems geht, steht im forschungslogischen Ablauf die Hypothesenbildung, die Aussagen macht, „was man als empirische Antwort erwartet" (SELG/BAUER 1976; 38). Die Hypothesen sollen durch die Untersuchung überprüft worden sein. Die statistische Auswertung liefert die Antwort auf die Frage, ob die Hypothesen anzunehmen oder abzulehnen sind.

Das Ziel dieser Arbeit ist die Erstellung einer Testbatterie, die als Messinstrument für jordanische Spieler verwendet werden kann und die Möglichkeit eines Vergleiches mit Spielern anderer Länder bietet. Daher werden die Thesen wie folgt formuliert:

Die entwickelte Testbatterie erfüllt das Gütekriterium Objektivität.

Die entwickelte Testbatterie erfühlt das Gütekriterium Reliabilität.

Die entwickelte Testbatterie erfühlt das Gütekriterium Validität.

Diese Forderungen sind unverzichtbar, wenn eine Testbatterie oder eine sportmotorischer Test Informationen mit hoher Sicherheit liefern soll.

2. THEORETISCHER BEZUGSRAHMEN

2.1 Zur historischen Entwicklung sportmotorischer Tests

Seit Urzeiten und seit Erscheinen des Menschen auf der Erde, war es sein Ziel, Nahrung zu finden, um zu überleben und die Schwierigkeiten, denen er begegnete, zu überwinden. Er brauchte dafür Kraft, um sich und seine Familie gegen Feinde zu schützen, sei es, gegen menschliche Feinde oder gegen Raubtiere. Zu diesem Zweck mußte er seine Kraft einschätzen können, um im Kampf gegen seine Feinde zu bestehen. Außerdem mußte der Mensch seine Kraft mit anderen vergleichen. Dies geschah aufs Geratewohl und meist nach dem Zufallsprinzip.

Nachdem der Mensch seine Kultur weiterentwickelt hatte und verschiedene Handwerke erlernt hatte, kam es zur Spezialisierung dieser handwerklichen Tätigkeiten. Der Mensch brauchte die bestspezialisierten Handwerker, um in allen Bereichen des Lebens von ihren Kenntnissen zu profitieren. Nachdem er die Landwirtschaft erlernt hatte, brauchte er Werkzeuge für die Bearbeitung seiner Äcker, er brauchte Spezialwerkzeug für die Feldarbeit, um zu pflügen, die Pflanzen vor Tierfraß und Feinden zu schützen sowie, um seine Ernte einzubringen. Er lernte auch, welche Arbeitserleichterung der Einsatz von Spezialwerkzeugen mit sich bringt. Durch permanente Tests der Werkzeuge und ihre kontinuierliche Weiterentwicklung erreichte der Mensch die optimale Ausnutzung seiner neu entwickelten Techniken. Durch Diffusion dieser neuen Technologien innerhalb menschlicher Lebensgemeinschaften entwickelte sich eine Kultur. So entwickelten sich die alten Hochkulturen, wie z.B. die Chinesen, Inder, die Kulturen zwischen Tigris und Euphrat, Ägypter, Altgriechen und Römer. Jede dieser Kulturen entwickelte eigene Konzepte der Leibeserziehung. Alte Quellen beweisen, daß die Chinesen bereits vor 3000 Jahren Kenntnisse über Testverfahren hatten und ihre Tests objektiv auswerteten, um Staatsbeamte auszuwählen, die in den unterschiedlichen Regierungsbezirken eingesetzt werden sollten. Bereits in vorislamischer Zeit hielten die Araber auf der arabischen Halbinsel auf zwei Märkten (Suk Ukas und Suk Almarbed) Dichterwettstreite ab. Um das beste Gedicht auszuwählen, wendeten auch sie bereits Testverfahren an. Ferner wurden in Kriegen Soldaten bewertet, um zu ermitteln, welche von ihnen besonders kampftüchtig waren. Seit der Entstehung der alten Kulturen hat sich gemäß ihrer jeweiligen Philosophie der Zweck der Leibeserziehung geändert. Desweiteren interessierten sich diese alten Kulturen von Anfang an dafür, die Proportionen des menschlichen Körpers zu vermessen.

Bereits in alten indischen Lehrbüchern finden sich Abhandlungen über die Architektur (vgl. KRÜGER/NIEDLICH 1985, 10). In den „silpasastras" bediente man sich eines Naturmaßes, nämlich der Fingerbreite, mit der Menschen je nach Statur in 108, 96 oder 84 Teile geteilt wurden (vgl. RUELINS 1973, 76). Die alte ägyptische Anthropometrie benutzte etwa vom 33. Jh. vor Christi an den Mittelfinger des hohen Priesters als Grundeinheit und fand heraus, daß man den menschlichen Körper auf diese Weise in 19 gleiche Segmente aufteilen konnte (vgl. MÜLLER 1973). Die griechische Klassik seit Phidias und Polycletus suchte nach dem perfekten Maß menschlicher Proportionen (vgl. HILLER 1973).

Seit dem Anbeginn menschlicher Überlieferung ist immer wieder versucht worden, unter möglichst objektiven Bedingungen bei Menschen zum einen Zusammenhänge zwischen Verhaltensstichproben und anthropometrischen Meßwerten und zum anderen zwischen Verhaltenskonstanten und Gesetzmäßigkeiten herzustellen. Die Bedeutung wissenschaftlicher Diagnostik wird sowohl unter Hinweis auf ihren aktuellen Stellenwert als auch unter Rückgriff auf ihre historische Bedeutung begründet. Testähnliche Verfahren werden als die biblischen Wurzeln moderner Testdiagnostik angesehen.

Beispiele hierzu finden sich bei BALLREICH 1970, 9 und KRÜGER/NIEDLICH 1985, 9. Im Buch der Richter (Kap. 7, 1-8) beauftragte Gott den Feldherrn Jerubbaal (Gideon), aus den 32000 versammelten Kämpfern die furchtlosesten auszusuchen. Dieser verließ sich zunächst auf deren Selbsteinschätzung: „Wer blöde und verzagt ist, der kehre um". Hierauf blieben noch 10000 übrig. Um letztere weiter zu klassifizieren, empfahl Gott dem Feldherrn Gideon ein objektives Testverfahren: „Und der Herr sprach zu Gideon: Das Volk ist noch zu viel. Führe sie hinab ans Wasser, daselbst will ich sie Dir prüfen [...]. Wer mit seiner Zunge Wasser leckt, wie ein Hund leckt, den stelle besonders; desselben gleichen, welcher auf seine Knie fällt zu trinken". Die 300, die liegend wie ein Hund leckten und nicht kniend das Wasser mit der Hand schöpften, sind die für den Sieg über die Midianiter Ausgewählten. Dieses im Rahmen der Testtheorie als erstes verwendete Beispiel wird als das Beispiel für irrationale Tests angeführt. Man kann den Test bei dem oben zitierten Beispiel jedoch wie folgt auch rational (vgl. KRÜGER/ NIEDLICH 1985, 9) erklären: Liegend tranken das Wasser diejenigen in sich hinein, die sich blindlings dem Befehl untergeordnet und ohne viel nachzudenken auf das Wasser gestürzt hatten. Sie waren daher wohl die mutigeren und weit weniger vorsichtigen Kämpfer. Sie wurden als besonders tapfer angesehen und mit speziellen Aufgaben betraut. Da Gideon mit seinen übriggebliebenen 300 Mann das Heer der Mediamiter und Amelekiter in der Nacht in die Flucht schlug, kann wohl davon ausgegangen werden, daß das wichtigste Testgütekriterium, die Validität, erfüllt war. Die Validität gibt an, daß ein Test auch mißt, was er vorgibt zu messen. Hier sollte an der Verhaltensstichprobe „Art des Wassertrinkens" die Verhaltenskonstante „Mut" überprüft werden, denn der nächtliche Angriff bei deutlicher zahlenmäßiger Unterlegenheit erforderte ein außerordentliches Maß an Mut.

Nach BALLREICH (1970, 9) fehlen die „intersubjektiv kontrollierbaren Informationen über den Bewährungsgrad dieser Hypothese" und er fährt fort, indem er HEIß (a.a.o.) zitiert: „hier liegt nun auch der Hauptunterschied zwischen einem Test, welchen wir als irrational bezeichnen können und unseren modernen, empirisch begründeten Tests".

Tests im heutigen empirischen Sinn wurden zum ersten Mal gegen Ende des 17. Jahrhunderts von französischen Anthropologen mit Hilfe von Dynamometern durchgeführt. BALLREICH sieht den Ursprung dieser Verfahren in der sich damals entwickelnden empirisch-rationalen Denkweise (Rationalismus). Es wurden zunächst nur quantitative Untersuchungen über motorische Eigenschaften, speziell der motorischen Kraft, unternommen.(vgl. BALLREICH 1970, 9). Später verlagerte sich der Schwerpunkt der Erforschung motorischer Leistung in die U.S.A., wo die Testkonstruktionen bis heute einen relativ hohen mathematisch-statistischen Standard erreicht haben (vgl. BALLREICH 1970, 11). In der folgenden Tabelle, die von BÖS (1987, 26 f.) erarbeitet wurde, ist eine Auswahl von Personen angeführt, die für die Entwicklung der sportwissenschaftlichen Diagnostik generelle Bedeutung erlangt haben.

Jahr	Forscher /Institution	Forschungsgegenstand
1861	HITCHCOCK	begründet erste Meßverfahren zur Erfassung von Merkmale der-körperliche Leistungsfähigkeit
1896	GALTON	Entwicklung und Einsatz von motorischen Testaufgaben zur Berufseignungsdiagnostik
1896	KELLOGG	Entwicklung von Dynamometren zur Kraftmessung
1897	SARGENT	Entwicklung von Krafttests(Intercollegiate Strength Test Physical Measurement Program)

1924	BRACE	Publikation eines Basketballtests, die Entwicklung sportartspezifischer Tests wird eingeleitet
1925	ROGERS	PFI (Physical Fitnes Index) wird vorgestellt
1925	SCHULTE	Entwicklung von Verfahren zur Eignungs- und Leistungsprüfung am Berliner Institut für Psychologie und Leibesübungen
1927	BRACE	Publikation eines „motor educability test" der in vielen Folgearbeiten angewandt und modifiziert wurde
1929	OSERETZKY	erste Publikation des OSERETZKY Test, zu dem in Folgearbeiten ebenfalls zahlreiche Revisionen publiziert wurden (GÖLLNITZ 1925; SLOAN 1955; VOLKAMER 1971; EGGERT 1971)
1931	MEISTRING	legt eine Geschichte zur Untersuchung der Koordination mit einer Auflistung von ca. 100 Testverfahren zur Prüfung der Koordinationsfähigkeit vor
1936	GUILFORD	publiziert mit „Psychomertric Methode" eine ausführliche Darstellung zur klassischen Testtheorie
1943	BROUHA	Entwicklung des Harvard Step Test, der heute noch Anwendung findet und der für die Konstruktion zahlreicher Steptests richtungsweisend war
1954	MC CLOY	Konstruktion eines „general motor ability test" auf der Grundlage faktorenanalytischer Arbeiten
1954	KRAUS/HIRSCHLAND	kulturvergleichende Untersuchungen weisen die mangelnde Fitness amerikanischer Schüler nach und führen in Folge zur Bildung zahlreicher Kommissionen, zu „National Studies" und zu Testentwicklungen
1956	EISENHOWER	Begründung des President‚s Council on Youth Fitness
1957	AAHPER	Die American Alliance for Health, Physical Education and Recreation entsteht, die in ihrer Geschichte für zahlreiche Testentwicklungen verantwortlich zeichnet
1957	GUILFORD	expliziert auf der Grundlagen von Faktorenanalysen eine Systematisierung motorischer Fähigkeiten
1957	NEUMANN	führt den Begriff „Sport-Test" in den bundesdeutschen Sprachraum ein
1960	RASCH	formuliert mit dem RASCH-Modell eine Alternative zur klassischen Testtheorie
1961	LIENERT	publiziert das deutschsprachige Standardwerk zur klassischen Testtheorie „Testaufbau und Testanalyse"
1964	HEISS	Publikation des Handbuches „Psychologische Diagnostik"
1964	I.C.S.P.F.T.	das International Committee on the Standardisation of Physical Fitness Tests wird anläßlich der Olympiade in Tokio gegrundet
1964	FLISHMAN	publiziert den Basic Fitness Test auf der Grundlage umfangreicher theoretischer Fitnessarbeiten und einer empirischen „nationwide study"
1966	STÜBLER	legt mit Mitarbeiten eine erste umfassende deutschsprachige „Testsammlung" vor

1967	FISCHER	Durchführung eines Symposiums zu probabilistischen Meßmodellen in Düsseldorf und damit Einleitung einer Phase heftiger Diskussion um die Wahl des geeigneten testtheoretischen Modells
1968	KUHLOW	publiziert „Sportmotorische für Mädchen"
1968	LORD/NOVICK	legen, basierend auf schwächeren axiomatischen Annahmen, eine Neuformulierung der klassischen Testtheorie vor
1970	BALLREICH	publiziert erstmals in umfassender Weise für den Sport „Grundlagen sportmotorischer Tests"
1972	SCHÖNHOLZER	Ausrichtung des ersten europäischen Fitness Symposiums in Magglingen

Tab.1: Historische Meilensteine der Testdiagnostik (1860-1972)

Während des zweiten Weltkrieges erfolgt, insbesondere in den USA und England, eine Ausweitung auf allen Gebieten des Testens, auch hervorgerufen durch das Bedarf an Spezialistenselektion (z.b. Kampfpiloten) und die Notwendigkeit, die Rekrutenauswahl für die verschiedensten militärischen Funktionen möglichst optimal zu lösen. Die Tests erreichten durch diese Aufgabenstellungen ein hohes wissenschaftliches Niveau.

Nach Beendigung des Zweiten Weltkrieges zeigt die Testentwicklung in Deutschland einen nicht einheitlichen Verlauf. Während in Ostdeutschland motorische Test in der Trainingspraxis und sportwissenschaftlichen Forschung als 'formelle` (standardisierte) Prüfverfahren der sportmotorischen Leistung für diagnostisch und prognostische Zwecke bereits ungefähr seit 1960 Eingang gefunden haben, beschränken sich die in Westdeutschland angewandten (sport-) motorischen Tests 10 Jahre später noch vorwiegend auf informelle Verfahren, also auf Methoden, deren Durchführung, Auswertung und Interpretation wegen Nichtberücksichtigung wesentlicher Prinzipien der Testkonstruktion zu intersubjektiv nicht überprüf- und damit nicht generalisierbaren Ergebnissen führen (vgl. BALLREICH 1970, 14). Erst in den letzten Jahren sind auch in der Bundesrepublik Bestrebungen im Gange, die sportmotorischen Testverfahren auf statistischer Basis weiterzuentwickeln.

2.2 Klassifizierung von Tests

Die Entwicklungsgeschichte der bis heute gebräuchlichen Test hat verschiedene Arten von Testverfahren hervorgebracht. Neben Klassifizierungsmöglichkeiten

nach Anwendungsbereichen gibt es einen Klassifizierungsversuch von HERZ-
BERG (1970, 21)

1. Einzeltests

    1.1 Einzeltests elementarer Art
    1.2 Einzeltests komplexer Art

2. Testsysteme

    2.1 Testprofil   2.2 Testbatterie

    homogenes   homogenes
    heterogenes   heterogenes

Einzeltests beschränken sich auf die Untersuchung eines begrenzten Sachverhal-
tes. Die Unterteilung in Einzeltests elementarer und komplexer Art bezieht sich
auf die Anzahl der Faktoren, die eine Leistung bestimmen. So ist bei elementaren
Einzeltests nur ein Faktor, wie zum Beispiel Oberarmmuskulatur, entscheidend,
während bei komplexen Einzeltests, wie zum Beispiel der Ermittlung eines technischen Fertigkeitsstandes, die Anzahl der beteiligten Faktoren größer ist. Die
Schwierigkeit besteht dann meist darin, den Anteil der einzelnen Komponenten zu
bestimmen.

Testprofile stellen Kombinationen von Einzeltests dar. Das homogene Testprofil
erfaßt mit den Einzeltests nur ein Merkmal, wobei „alle Einzeltests mit ihrer Aussage darauf gerichtet sind" (HERZBERG 1970, 22). Bei einem heterogenen Testprofil wird durch die Kombinationen von elementaren und komplexen Einzeltests
eine Aussage über komplexe wissenschaftliche Fragestellungen erzielt.

„Testbatterien sind zum Unterschied von Testprofilen dadurch gekennzeichnet,
daß mehrere Einzelteste zur Beurteilung eines einzigen Persönlichkeitsmerkmals
eingesetzt werden" (LIENERT 1969, 376). Eine homogene Testbatterie ist dadurch ausgezeichnet, daß „alle Untertests relativ miteinander korrelieren" (LIE-
NERT 1969, 376). Eine heterogene Testbatterie ist dagegen dadurch gekennzeichnet, daß die Einzeltests nicht sehr hoch miteinander, aber relativ hoch mit
dem Validitätskriterium korrelieren. Heterogene Testbatterien werden zur Untersuchung von komplexen Untersuchungsgegenständen eingesetzt. Die Zusammenfassung der verschiedenen Einzeltests stellt ein Maß für die Erfassung das
komplexen Untersuchungsgegenstandes dar. Bei der Konstruktion einer solchen
heterogenen Testbatterie soll sich möglichst jeder Einzeltest inhaltlich von den
anderen Einzeltests unterscheiden (vgl. LIENERT 1969, 378; ANDRESEN/

HAGEDORN 1984, 103; BÖS 1987, 102 f.). Bei der Auswahl der Einzeltests sollen nicht nur neue Tests entwickelt werden, es soll auch auf bereits bestehende, bewährte Tests zurückgegriffen werden.

Bei BÖS finden sich neben dem Begriff sportmotorischer Test und seiner inhaltlichen Bedeutung noch die im wissenschaftlichen Bereich weitgespannten Begriffe dieses Gegenstandsbereichs (Angsttest, Schwangerschaftstests, Persönlichkeitstests, Intelligenztests, Motoriktests), sowie eine Einteilung hinsichtlich ihrer Anwendungsbereiche (Schultests, Unterrichtstests), der Funktion (Belastungstests), der Durchführungsart (Einzeltests, Gruppentests), der Forschungsinhalte (Entwicklungstests, Lerntests, Leistungstests) oder methodologischer Standards (objektive Tests, Quasitests, normorientierte Tests, informelle Tests (vgl. BÖS 1987, 59).

2.3 Gütekriterien von Tests

Bei der Definition von Tests und den Eigenschaften von standardisierten Tests wurde schon darauf hingewiesen, daß Tests gewissen Gütekriterien genügen müssen. Man unterscheidet Hauptgütekriterien und Nebengütekriterien. Die Hauptgütekriterien sind: 1.) Objektivität, 2.) Reliabilität, und 3.) Validität.

Diese Gütekriterien von Tests stehen in enger Beziehung zueinander. Eine hohe Objektivität ist die Voraussetzung für eine gute Reliabilität und Validität. Ebenso ist eine hinreichende Reliabilität unerlässlich für die Bestimmung der Validität. So kann umgekehrt die Feststellung einer hohen Validität in gewissen Maße von der Überprüfung der anderen Gütekriterien entbinden (vgl. LIENERT 1969, 20). Nebengütekriterien sind Normiertheit, Vergleichbarkeit, Ökonomie und Nützlichkeit. Der Forderung der Nebengütekriterien muß nicht unbedingt entsprochen werden, wenn die Erfordernisse der Hauptgütekriterien dagegen stehen. Aus Gründen der Zweckmäßigkeit ist ihre Berücksichtigung aber zu empfehlen.

2.3.1 Objektivität

„Unter Objektivität versteht man den Grad der Unabhängigkeit der Versuchsergebnisse von der Person des Versuchsleiters, von der Aufgabenstellung und von zufälligen Außeneinflüssen" (WARWITZ 1976, 27). BISANZ/GERISCH beschreiben die Objektivität wie folgt: „Die Objektivität ist die Meßgröße für die Höhe der intersubjektiven Übereinstimmung bei der Testdurchführung, -auswertung und -interpretation. Mit dem Kriterium Objektivität soll Bedingungsgleichheit für die Testperson und die Bewertung ihrer Testleistungen gewährleistet werden" (1988, 329). Es sollte also jeder Testleiter mit einem Test zu den gleichen Ergebnissen gelangen, sofern man alle Ausgangsbedingungen konstant hält. BÖS führt aus: „bei sportmotorischen Tests wird die Objektivität meist als gegeben angenommen und nur selten explizit überprüft" (1987, 120). Ebenso ist eine hohe Objektivität Bedingung für hohe Reliabilität und Validität. Man unterscheidet nach LIENERT drei Arten der Objektivität:

- Durchführungsobjektivität
- Auswertungsobjektivität
- Interpretationsobjektivität

2.3.1.1 Durchführungsobjektivität

Die Durchführungsobjektivität wird dadurch gewährleistet, daß man die äußeren Rahmenbedingungen der Testdurchführung standardisiert, indem man das Verhalten des Testleiters, den Aufbau der Station, das Testmaterial und die Durchführungsbedingungen möglichst konstant hält. Praktisch wird dies durch genaue schriftliche Instruktionen auf ein unumgängliches Minimum beschränkt bleiben (vgl. LIENERT 1969, 13). Neben den vielfältigen Einflußfaktoren in der Testsituation, ergeben sich nach BÖS (1987, 120) Verzerrungsmöglichkeiten und Verfälschungen der Ergebnisse insbesondere während der Testdurchführung. Neben den obigen Einflußfaktoren nennt BALLREICH (1970, 24f) fünf Gruppen als mögliche Störquellen:

„ 1. milieuspezifische Bedingungen (Testraum, Testtermin u.a.)

2. materialspezifische bzw. apparative Bedingungen (Sportgeräte, Reaktionszeitmeßgerät, Dynamometer usw.)

3. psychophysiologische Testvorbereitung (Umfang und Intensität, motivationale Bedingungen etc.)

4. Informationsmedium (akustisch und/oder optisch) für die Beschreibung (Demonstration) des Testverhaltens

5. Informationsgehalt der Beschreibung (Demonstration) des Testverhaltens nach:

    -   Ausgangsstellung
    -   Bewegungsausführung
    -   Endstellung

- Reihenfolge der Übungen
- Übungsverteilung (Übungszeit/Übungspause)
- Kontrolle des Testverhaltens (Vortest: ja/nein)" (BALLREICH 1970; 24F).

2.3.1.2 Die Auswertungsobjektivität

Eine gute Auswertungsobjektivität wird dadurch erzielt, daß man möglichst genau definiert, wie das Endverhalten der Probanden zu bewerten ist, und ihr Ziel ist es, gleichsam den Extrakt aus den registrierten Verhaltensdaten zu ziehen. Dieser Extrakt, d.h. der Testrohwert wird i. a. aus Kennziffern (Wiederholung, Zeitwerte, Gewichtsgrößen, Punktwerte, Trefferanzahl, Längenwerte usw.) bestimmt. „Die Auswertungsobjektivität wird bestimmt, indem

1. zwei oder mehrere Auswerter ein registriertes Testverhalten nach bestimmten Kriterien beurteilen und in Form von Rohwerten aufbereiten,

2. man den durchschnittlichen Korrelationskoeffizienten zwischen den durch diese verschiedenen Auswerter ermittelten Rohwerten berechnet" (BALLREICH 1970, 30).

Dabei bewirkt ein höherer quantitativer Informationsgehalt einen höheren Grad an Auswertungsobjektivität (vgl. BALLREICH 1970, 31). Bei Tests kann man sich häufig der Aufzeichnung auf (Video-) Band bedienen, um Fehlerquellen zu verringern.

2.3.1.3 Die Interpretationsobjektivität

„Höchstmögliche Interpretationsobjektivität ist gegeben, wenn sich die Deutung unter Berücksichtigung der quantitativen Unterschiede des Datenmaterials beim Vergleichen an Normen orientiert und verschiedene Interpreten zu annähernd gleichen (zwingenden) Schlüssen kommen" (WARWITZ 1976, 28). Die Interpretationsobjektivität wird dadurch berechnet, daß die Schlüsse zweier oder mehrerer Interpreten aus den Auswertungsergebnissen miteinander korreliert werden (vgl. BALLREICH 1970, 32; LIENERT 1969, 14).

Für die drei Arten der Objektivitätsbestimmung gibt es keine Güteklassifikationen. Damit ein ausführlicher Bewertungsmaßstab für die Objektivitätskoeffizienten für den sportmotorischen Test verwendbar wird, verlangt BÖS (1987) eine hohe Testobjektivität (über 0.90), die als Voraussetzung für eine hohe Testreliabilität und -validität gilt. Bei KRÜGER/NIEDLICH (1985, 21) findet sich eine Tabelle für die Objektivitätskoeffizienten, die von den verschiedenen Autoren unterschiedlich angegeben werden (siehe Tab. 2).

MATHEWS 1978,28f

1,00 - 0,90 erforderlich bei normierter Leitung
0,85 - 0,80 annehmbar
0,75 - 0,60 schwach bis ausreichend
0,55 - 0,00 wertlos

KIRKENDALL u.a. 1980,76

1,00 - 0,90 ausgezeichnet
0,85 - 0,80 hoch
0,75 - 0,60 durchschnittlich
0,55 - 0,00 unannehmbar

NEUMAIER 1983,158

1,00 - 0,90 ausgezeichnet
0,90 sehr gut
0,85 - 0,80 annehmbar
0,75 gering
0,60 fraglich
0,55 - 0,00 unannehmbar

Tab. 2: Bewertung der Objektivität in der Literatur

2.3.2 Die Reliabilität

„Unter der Reliabilität eines Tests versteht man den Grad der Genauigkeit, mit dem der Test ein bestimmtes Persönlichkeits- oder Verhaltensmerkmal mißt, unabhängig davon, ob er dieses Merkmal auch zu messen beansprucht" (LIENERT 1969, 14).

KRÜGER/NIEDLICH haben eine ähnliche Definition angegeben, sie definieren die Reliabilität wie folgt: „Die Reliabilität bestimmt den Grad der Zuverlässigkeit (Zufallsunabhängigkeit), mit der ein bestimmtes Merkmal gemessen wird, gleichgültig, ob man dieses Merkmal auch messen wollte – dieses wäre die Frage der Validität. Voraussetzung für die Bestimmung der Reliabilität ist die möglichst gute Reproduzierbarkeit" (1985, 17). Die Reliabilität kann auch als Zuverlässigkeit, Verlässlichkeit oder Stabilität eines Tests bezeichnet werden. Die Reliabilität mißt, wie genau die Meßwerte eines Probanden unter gleichen Ausgangsbedingungen wiederholbar sind. Neben dem Verfahren der Test-Retest-Methode gibt es das Paralleltestverfahren, die Testhalbierungsmethode und die Konsistenzanalyse zur Reliabilitätsbestimmung.

2.3.2.1 Die Test-Retest-Methode

Die Test-Retest-Methode wird auch Testwiederholungsmethode genannt. Die Retestreliabilität wird bestimmt durch:

1. Wiederholung desselben Tests zu einem anderen Zeitpunkt an einer bestimmten Personenstichprobe

2. Auswertung des registrierten Testverhaltens nach objektiven Kriterien

3. Ermittlung des Korrelationskoeffizienten zwischen beiden Testwertreihen

(vgl. BALLREICH 1970, 36)

Um eine möglichst große Zuverlässigkeit zu erreichen, müssen Wiederholungseinflüsse und andere Störgrößen weitestgehend ausgeschaltet werden. Zu beachten ist auch die Zeitspanne zwischen einem Test und seiner Wiederholung. BÖS definiert diese Methode wie folgt: „Bei der Test-Retest-Methode (Testwiederholungsmethode) wird der Test (Einzeltest oder Testbatterie) derselben Probandenstichprobe zweimal innerhalb eines definierten Zeitintervalls vorgegeben. Als Maß für die Reliabilitätsschätzung dient die Korrelation zwischen beiden Meßwertreihen" (BÖS 1987, 122). Nach KRÜGER/NIEDLICH (1985, 17) haben, BRUNNER und THIESS (1970) gezeigt, daß Tests für Ballführung und Torschuß Retestkoeffizienten von nur r = 0,15 aufwiesen, wenn zwischen den Tests ein Jahr Training lag. BAUMGARTNER (1968) weist jedoch darauf hin, daß die Durchführung aller Tests und Retests am selben Tage auch bei Geübten, gegenüber den Retests an einem späteren Tage, die Reliabilität meist zu hoch erscheinen läßt. Nach BÖS (1987, 125), haben BÖS und MECHLING (1983) bei Ausdauermessungen für einen 6-Minuten-Dauerlauf bei einem Zeitintervall von 8 Tagen einen Reliabilitätskoeffizienten von 0,87 (N = 20, 10jährige Schüler) ermittelt. Bei einem Zeitintervall von 7 Monaten beträgt die Korrelation zweier Ausdauerläufe r = 0,70 (N = 64, 10jährige Schüler). BÖS (1987,130) schlägt für sportmotorische Tests zur Erfassung des Konditionszustandes Intervalle von 3-14 Tagen vor. Voraussetzung ist

34

jedoch, daß keine systematischen Trainingseffekte vorliegen. Somit sollte der zeitliche Abstand also immer bedacht werden.

2.3.2.2 Paralleltestreliabilität

KRÜGER/NIEDLICH (1985) beschreiben diese Methode wie folgt: „Führt man zwei verschiedene Tests, die beide mit großer Validität dasselbe messen, an derselben Personenstichprobe durch und korreliert die beiden Ergebnisse, so bestimmt man die Paralleltest-Reliabilität" (KRÜGER/NIEDLICH 1985, 17). Entscheidend ist das Problem der Entwicklung einer Paralleltestform, die gewissen Äquivalenzkriterien genügen muß. KRÜGER und NIEDLICH (a.a.o.) sowie KRIKENDALL u. a. (1980, 74) halten dieses Verfahren bei sportmotorischen Tests jedoch für wenig praktikabel.

2.3.2.3 Testhalbierungs-Reliabilität (Splithalf-Reliabilität)

Diese Methode umgeht das Problem der Wiederholungseffekte, indem der Test nach bestimmten Halbierungseffekten in zwei Hälften aufgeteilt und der Korrelationskoeffizient zwischen beiden Ergebnisreihen berechnet wird. Mit einer Schätzformel (vgl. Formel nach SPEARMAN-BROWN; DIETRICH 1977, 145) wird dieser Halbtestreliabilitätskoeffizient auf einen Gesamtreliabilitätskoeffizienten umgerechnet (vgl. BALLREICH 1970, 41). Nimmt man zum Beispiel bei zehn Fußball Ziel-Torschüssen zur Bestimmung der Schußgenauigkeit die gerade [2-4-6-8-10] und die ungerade Zahl der Schüsse [1-3-5-7-9] und korreliert die beiden Testhälften, so erhält man den Wert für die Zuverlässigkeit der inneren Konsistenz eines Tests. Dies setzt allerdings voraus, daß die beiden Teile auch gleichwertig sind, d. h. die gewählte Halbierungstechnik angemessen war. Für dieses Verfahren ist die Erstellung eines Tests notwendig, der sich durch eine Halbierungstechnik in zwei Hälften teilen läßt. Bei Tests zur Erfassung sportmotorischer Leistungen tritt dabei die Schwierigkeit auf, äquivalente Aufgaben zu erstellen.

2.3.2.4 Konsistenzanalyse

In der Konsistenzanalyse geht es darum, „die Elemente eines Tests als multipel halbierte Testteile aufzufassen, und die Reliabilität über bestimmte Kennwerte dieser Testelemente (Aufgabenschwierigkeits- und Trennschärfenstatistiken) und auf indirektem Wege zu ermitteln" [...] (LIENERT 1969, 16). Die verschiedenen Verfahren zur Bestimmung der Reliabilität kommen aufgrund der Berücksichtigung voneinander abweichender spezifischer Störgrößen und Meßfehler zu unterschiedlichen Resultaten. Alle liefern jedoch einen Schätzwert für den Anteil, „in dem ein einzelner Testwert fehlerbehaftet ist oder sein kann" (LIENERT 1969, 16).

LIENERT hält einen Reliabilitätskoeffizienten von 0,70 für die Praxis noch für ausreichend. „Standardisierte Tests sollten eine Konsistenz von r_{tt} = 0.9 und eine Re- und Paralleltestreliabilität von r_{tt}= 0.8 aufweisen" (LIENERT 1969, 309). KRÜGER und NIEDLICH (vgl. 1985, 20) sind der Auffassung, daß eine vollständige Reliabilität in der Praxis nicht erzielt werden kann und sich die Werte zudem unterscheiden. In Tabelle 3 sind die Einschätzungen der Reliabilität einiger Autoren gegenübergestellt.

KIRKENDALL u.a. 1980, 7f

1,00 - 0,95   ausgezeichnet
0.90 - 0,85   hoch
0,80 - 0,70   durchschnittlich
0,65 - 0,00   unannehmbar

MATHEWS 1978, 28f

1,00 - 0,90   erforderlich bei normierter Leistung
0,85 - 0,80   annehmbar
0,75 - 0,70   schwach bis ausreichend
0,65 - 0,00   wertlos

COLLINS/HODGE 1978, 8

1,00 - 0,95   sehr hoch, beste Tests
0,90   hoch annehmbar
0,85 - 0,80   noch annehmbar für Individualtests
0,75 - 0,70   noch annehmbar für Gruppentests, nicht für Individuen
0,65 - 0,60   für sehr große Gruppen (ganze Schule etc.) noch annehmbar, sonst wertlos
0,55 - 0,00   wertlos

Tab. 3: Bewertung der Reliabilitätskoeffizient

2.3.3 Validität

„Die Validität eines Tests gibt den Grad der Genauigkeit an, mit dem dieser Test dasjenige Persönlichkeitsmerkmal oder diejenige Verhaltensweise, das (die) er messen soll oder zu messen vorgibt, tatsächlich mißt" (LIENERT 1969, 16). In diesem Zitat manifestiert sich die zentrale übergeordnete Bedeutung der Validität (Gültigkeit) eines Tests. Die Validität eines Tests wird auch genauer mit der Validität seiner Ergebnisse beschrieben. „Ein Test ist demnach vollkommen valide, wenn seine Ergebnisse einen unmittelbaren und fehlerfreien Rückschluß auf den Ausprägungsgrad des zu erfassenden Persönlichkeits- oder Verhaltensmerkmals zulassen" [...] (LIENERT 1969, 16). Grundsätzlich werden drei Arten von Validität unterschieden: 1) inhaltliche Validität, 2) Konstruktvalidität und 3) kriterienbezogene Validität.

2.3.3.1 Inhaltliche Validität

Die inhaltliche Validität wird dadurch gewährleistet, daß der Test das zu untersuchende Merkmal möglichst umfassend repräsentiert. Inhaltliche Validität wird nicht mit einem Berechnungsverfahren sondern durch ein Expertenrating bestimmt. „Die Existenz der inhaltlichen Gültigkeit wird zumeist auf Plausibilitätsebene definiert und nicht in einem numerischen Validitätskoeffizienten ausgedrückt" (BÖS 1987, 134). Bei sportmotorischen Tests gilt die Annahme, daß Dynamometermessungen zur Erfassung der Maximalkraft oder bei Dauerläufen zur Erfassung der Ausdauer als inhaltlich valide zu erachten sind. Diese Annahme muß noch sowohl theoretisch begründet und gestützt, als auch durch Expertenratrings abgesichert werden (vgl. BÖS 1987, 135).

2.3.3.2 Konstruktvalidität

„Die Konstruktvalidität ist als Korrelation zwischen Testwert und wahrem Wert ausgewiesen. Da der wahre Wert nicht bekannt ist, kann auch explizit keine Angabe über die Höhe der Korrelation gemacht werden" (BÖS 1987, 134). Die Konstruktvalidität dient der theoretischen Klärung dessen, was ein Test mißt. Sie wird zur Erfassung komplexer Merkmale verwendet, die mit einer theoretischen Begründung auf empirischer Basis möglich ist. Durch den Vergleich mit Außenkriterien oder mit anderen Tests und durch die Verwendung von statistischen Verfahren (z. B. Faktorenanalyse) wird versucht, die Konstruktvalidität komplexer Merkmale (z. B. der Intelligenz) festzustellen. Die Übereinstimmung des Tests mit dem zu bestimmenden komplexen Merkmal kann nicht mit einem numerischen

Maß angegeben werden, sondern sie wird durch eine präzise wissenschaftliche Begründung und den Vergleich mit anderen Verfahren gegen den Verdacht der Spekulation abgegrenzt. „Die Existenz der inhaltlichen Gültigkeit wird zumeist auf Plausibilitätsebene definiert und nicht in einen numerischen Validitätskoeffizienten ausgedrückt" (BÖS 1987, 134).

2.3.3.3 Kriterienbezogene Validität

„Die kriterienbezogene Validität bildet das wichtigste Maß für die Beurteilung der anwendungspraktischen Relevanz eines Tests" (BÖS 1987, 145). Sie läßt die Angabe einer Meßzahl für den Grad der Validität zu. Der Grad der Validität wird bestimmt, indem man

1. einen Test an einer bestimmten für den geplanten Geltungsbereich repräsentativen Personenstichprobe durchführt,

2. das registrierte Testverhalten nach objektiven Kriterien auswertet,

3. vom Test unabhängige Kriteriumswerte an derselben oder einer anderen repräsentativen Stichprobe erhebt,

4. den Korrelationskoeffizienten zwischen den Tests und den Kriteriumspunktwerten ermittelt (BALLREICH 1970, 50)

Nach der Art der Bestimmung der unabhängigen Außenkriterien unterscheidet man innere und äußere kriterienbezogene Validität. Bei innerer kriterienbezogener Validität wird der zu überprüfende Test mit einem als valide anerkannten Test korreliert. Zur äußeren kriterienbezogenen Validität benutzt man ein Außenkriterium, eine objektiv bewertete Kriteriumsleistung oder ein Schätzurteil (Urteile von Fachleuten) zur Korrelation mit dem Testresultat (vgl. LIENERT 1969, 257 f.). Diesen Vorgang nennt man äußere Validierung oder äußere Validität. Es existieren auch statistische Verfahren zur Validierung, wie die Extremgruppenmethode, die Repräsentativgruppenmethode und die Faktorenanalyse, auf die nicht näher eingegangen wird. Nach LIENERT (a.a.o.) müssen Validitätskoeffizienten von $r = 0,7$ aufgrund statistischer Notwendigkeiten verlangt werden, aber Validitätskoeffizienten um $r = 0,6$ sind laut WARWITZ (vgl.1976, 29) bereits ein gutes Ergebnis. Im allgemeinen gelten für die von einigen Autoren zusammengestellten Validitätskoeffizienten, folgende Werte (siehe Tab. 4):

MATHEWS 1978,28f

1,00 - 0,85 ausgezeichnet

0,80   sehrgut

0,75 - 0,70 gut

0,65 - 0,60 annehmbar

0,55 - 0,40 deutlicher Zusammenhang

0,35 - 0,00 unbrauchbar

KIRKENDALL u.a. 1980: 71

1;00 - 0;70 hoher bis sehr hoher Zusammenhang

0,65 - 0,20 sehr geringer Zusammenhang

0,15 - 0,00 kein Zusammenhang

NEUMAIER 1983,188

1,00 - 0,85 hervorragend

0,80   gut

0,75 - 0,70 annehmbar

0,65 - 0,60 gering

0,55 - 0,50 unt. Umstän. brauchbar

0,45 - 0,00 wertlos

Tab.4: Bewertung der Validitätskoeffizienten

2.4 Nebengütekriterien

Nebengütekriterien sind: 1.) Ökonomie, 2.) Vergleichbarkeit, 3.) Nützlichkeit und 4.) Normiertheit. Der Forderung der Nebengütekriterien muß nicht unbedingt entsprochen werden, wenn Erfordernisse der Hauptgütekriterien dagegen stehen. Aus differenzierenden Gründen der Zweckmäßigkeit ist ihre Berücksichtigung aber zu empfehlen. „Die Hauptgütekriterien werden als unsichtbar angesehen, während die Nebengütekriterien bedingt Forderungen sind deren Bedeutung in Abhängigkeit von Testzielen und Anwendungsinteressen unterschiedlich sein kann" (BÖS 1987, 119).

2.4.1 Ökonomie

Der Begriff der Ökonomie bedeutet bezogen auf Tests, daß sie schnell und einfach durchzuführen und auszuwerten sein müssen, wenig Material verbrauchen dürfen und ihre Organisation und Durchführung einfach und rationell gehandhabt werden kann. „Ein Test ist ökonomisch, wenn er hinsichtlich der organisatorischen, räum-

39

lichen, zeitlich/personellen, instruktions- und gerätespezifischen Testdurchführungsbedingungen keine oder nur geringe Ansprüche an Testleiter und Testpersonen stellt" (BÖS 1987, 119).

2.4.2 Vergleichbarkeit

Die Vergleichbarkeit eines Tests ist gegeben, wenn Paralleltestformen oder validitätsähnliche Tests vorliegen. „Ein Test wird dann als vergleichbar bezeichnet, wenn validitätsähnliche Tests oder Paralleltests eine intraindividuelle Reliabilitätskontrolle gestatten" (BÖS 1987, 119).

2.4.3 Nützlichkeit

Ein Test ist nützlich, wenn er ein Persönlichkeitsmerkmal mißt, für deren Kenntnis praktisches Bedürfnis und echtes Erkenntnisinteresse vorliegen oder die Testanwendung erlaubt, relevante Entscheidungen zu treffen.

2.4.4 Normierung

Als Verfahren der Normierung besteht aus der Feststellung der Verteilung der Testrohwerte einer genügend großen repräsentativen Untersuchungsgruppe, einer eventuellen Transformation dieser Werte und einer Zuordnung von Teststandardwerten zu den Testrohwerten. „Als normiert wird derjenige Konditionstest bezeichnet, für den Angaben vorliegen, die zur Einordnung der individuellen Testergebnisse als Bezugsgrößen herangezogen werden können" (GROSSER/STARISCHKA 1981, 14). Eine einfache Form, Stichprobenvergleiche zu ermöglichen, stellt die Ermittlung von Mittelwerten (z. B. arithmetisches Mittel, Dichtemittel), von vorliegenden Punkt-(Norm-)-Tabellen, Streuungsmaßen (z. B. Variationsbreite, Standardabweichung) der Meßwerte dar. Nach KRÜGER/NIEDLICH (vgl. 1985, 23) wird die Normierung durch Vergleichswerte vorgenommen, die entweder als Meßpunkte angegeben werden oder bereits in eine T- oder Prozentskala umgewandelt wurden. BÖS (vgl. 1987, 153) nennt ferner als Normwerte Standardnormen (z, Z, ST, SN) und Äquivalenznormen (MQ) (siehe Abb. 2)

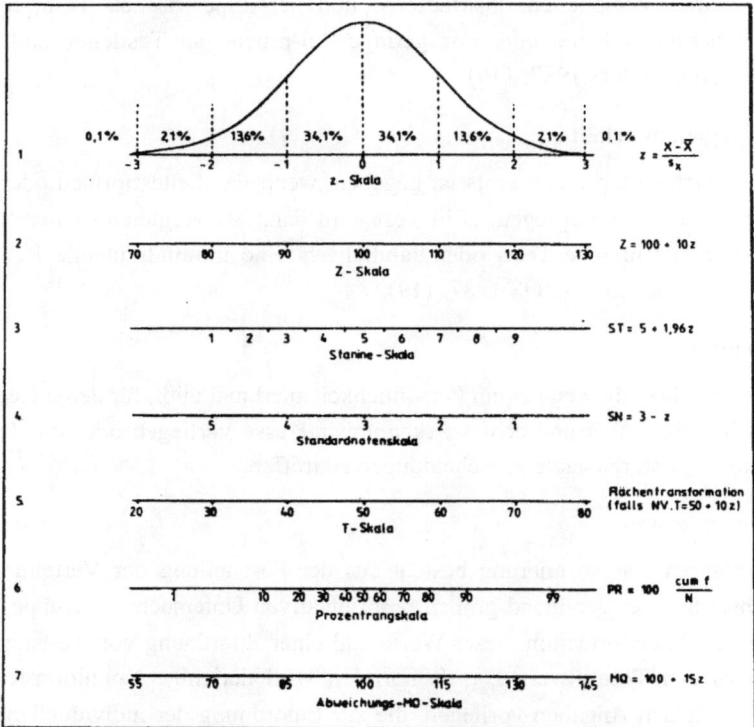

Abb. 2: Vergleichende Darstellung der gebräuchlichen Testnormenskalen (nach BÖS 1987, 153)

2.5 Aufgabenbereiche sportmotorischer Tests

Sportmotorische Tests wurden hauptsächlich als Hilfsmittel im Leistungssport eingesetzt. Sie dienten unter anderem zur Lösung folgender Aufgaben (vgl. NEUMAIER 1983, 96 ff):

1. Ermittlung des allgemeinen und speziellen Trainingszustandes durch komplexe Testverfahren
2. Ermittlung des Leistungsentwicklung im Trainingsprozess
3. reale Planung und Durchführung des Trainingsprozesses
4. Auswahl und Talentbestimmung für spezielle Sportarten
5. Festlegung von Leistungsnormen

Diese spezielle Anwendung auf den Bereich des Leistungssports in den Vereinen hat sich ausgedehnt auf den Universitäts- und Schulsport. Umfassend beschreibt BALLREICH (1970, 19 ff) folgende fünf allgemeine Aufgabenbereiche für sportmotorische Tests:

1. Leistungsdiagnostik
2. Entwicklungsdiagnostik
3. Prognose von Eignung und Talent
4. Dimensionsanalyse
5. experimenteller Aufgabenbereich

2.5.1 Leistungsdiagnose

Im leistungsdiagnostischen Aufgabenbereich sollen zu einem bestimmten Zeitpunkt und unter festgesetzten Bedingungen das individuelle motorische Eigenschafts- (Fähigkeits-) und Fertigkeitsniveau festgestellt werden. Die Erfassung des Leistungszustandes soll für die Praxis Aufschlüsse und Hinweise zur weiteren Planung und Gestaltung von Unterricht oder Training geben. So ist insbesondere die von NEUMAIER (1983, 96) genannte Ermittlung des allgemeinen und speziellen Trainingszustandes in diesem Aufgabenbereich enthalten. In diesem Zusammenhang dienen sportmotorische Tests in Anlehnung an LIENERT (1969, 11) der:

1. Feststellung der Position eines Individuums innerhalb einer Gruppe vergleichbarer Individuen

2. Kennzeichnung von Unterschieden hinsichtlich des Ausprägungsgrades eines Persönlichkeitsmerkmals im Vergleich zu anderen Individuen bzw. zwischen verschiedenen Gruppen

3. Entscheidung über Vorhandensein oder Fehlen eines Merkmals, über Erfüllung oder Nichterfüllung einer Bedingung

4. Feststellung individueller Merkmalskombinationen (Persönlichkeitsprofil)

2.5.2 Entwicklungsdiagnose

Der entwicklungsdiagnostische Aufgabenbereich dient der „Feststellung der Änderungen des individuellen Eigenschafts- bzw. Fertigkeitsniveaus innerhalb definierter Zeitspannen" (BALLREICH 1970, 20).

NEUMAIER (1983, 97) beschreibt die Entwicklungsdiagnose wie folgt:

Eine Entwicklungsdiagnose erfüllt den Zweck der Ermittlung von Merkmalsänderungen innerhalb festgelegter Zeitspannen (Verlaufsprofil) bei Einzelindividuen bzw. bei Gruppen (besonders Altersgruppen). Grundlage bilden wiederholte Anwendungen der (des) Testverfahren (s) unter den gleichen Bedingungen.

Dazu wird die individuelle Leistungsbestimmung aus dem leistungsdiagnostischen Bereich nach einer festgelegten Zeitspanne wiederholt, um Rückschlüsse auf die Leistungsentwicklung ziehen zu können. Die entsprechenden positiven oder negativen Entwicklungen fließen ebenfalls in die Planung und Durchführung weiterer Trainings- oder Unterrichtsmaßnahmen ein.

2.5.3 Prognose

Im prognostischen Aufgabenbereich soll durch die Bestimmung einer gegenwärtigen Leistung eine Voraussage für eine zukünftige Leistung ermöglicht werden. Damit kann eine Talentbestimmung durchgeführt werden und es kann für den einzelnen die individuell günstigste Sportart ermittelt werden. „Dieser Aufgabenbereich von SMT betrifft im wesentlichen die Vorhersage zukünftiger Leistungen im Rahmen der Auswahl, Talent- und Eignungsbestimmung für spezielle Sportarten, besonders im Kinds- und Jugendalter" (NEUMAIER 1983, 99). Ermöglicht wird die Prognose durch Feststellung von Konstitution, Kondition, Bewegungsbegabung und Psyche. Dabei wird die Psyche mit speziellen psychologischen Tests erfaßt, während die anderen Faktoren mit sportmotorischen Tests bestimmt werden können. Die besondere Bedeutung dieses Aufgabenbereiches liegt in der individuellen Eignungsberatung für die zukünftige Ausübung von Sportarten.

2.5.4 Dimensionsanalyse

Der dimensionsanalytische Aufgabenbereich dient der Erfassung von Teilkomponenten einer komplexen Bewegungsleistung. Alle am Zustandekommen einer Bewegung beteiligten sportmotorischen Eigenschaften (Fähigkeiten) und Fertigkeiten sollen dabei durch Tests ermittelt werden. Wird hierdurch die Schwäche einer Teilkomponente festgestellt, kann durch die gezielte Verbesserung dieser Komponente auch die Gesamtbewegung verbessert werden. Durch dieses Verfahren kann eine Leistungssteigerung auf sehr ökonomische Art erzielt werden. NEUMAIER (1983, 101) beschreibt den Einfluß solcher Dimensionen wie folgt: „Das Wissen um solche Dimensionen erleichtert das Erarbeiten trainings- und unterrichtsmethodischer Maßnahmen zur gezielten und ökonomischen Beeinflussung der sportlichen Leistungsfähigkeit".

2.5.5 Experiment

„Ein Experiment ist eine wiederholbare Beobachtung unter kontrollierten Bedingungen, wobei eine (oder mehrere) unabhängige Variable (n) derartig manipuliert wird (werden), daß eine Überprüfung der zugrunde liegenden Hypothese (Behauptung eines Kausalzusammenhanges) in unterschiedlichen Situationen möglich ist" (BÖS 1987, 39). Der experimentelle Aufgabenbereich ist die „Bestimmung von Änderungen im Ausprägungsgrad motorischer Eigenschaften (Fähigkeiten) und Fertigkeiten unter planmäßig variierten Bedingungen" (BALLREICH 1970, 21). Laut NEUMAIER (1983) zitiert nach LETZELTER (1987, 105) ist der experimentelle Aufgabenbereich eine Unterform der „effektiv-analytischen" Funktion von SMTs. Hierbei können Fragestellungen zum Einfluß von Umweltfaktoren ebenso von Interesse sein wie zur Effektivität verschiedener Lehr- oder Trainingsmethoden. Es kann damit die Wirksamkeit trainingsmethodischer Maßnahmen überprüft werden. Dieser Aufgabenbereich unterscheidet sich vom entwicklungsdiagnostischen Bereich dadurch, daß der Wiederholungstest unter variierten Bedingungen stattfindet.

Die Zusammenfassung der fünf Aufgabenbereiche ist nicht disjunkt, weil es Überschneidungen der einzelnen Bereiche miteinander gibt. So ist zum Beispiel der entwicklungsdiagnostische Bereich eine zweimalige Anwendung eines leistungsdiagnostischen Tests. Die Erläuterung der Aufgabenbereiche soll die vielfältigen Anwendungen, Richtungen und Möglichkeiten von sportmotorischen Tests aufzeigen.

2.5.6 Gegenstandsbereich sportmotorischer Testverfahren und Leistungsmessung im Sportspiel

Den Gegenstandsbereich Testverfahren bilden die allgemeinen konditionellen und koordinativen Fähigkeiten, die speziellen sportmotorischen Fähigkeiten sowie die speziellen sportmotorisch-taktischen Fähigkeiten, die gemeinsam das Leistungsvermögen der Steuerungs- und Funktionsprozesse beschreiben (vgl. BÖS 1987; 81;NEUMAIER 1983,51; ROTH 1977; 99). Nach der kurzen Erläuterung des Gegenstandsbereichs des Tests wird erläutert, was der Begriff Messung im Sportspiel bedeutet. Messung bedeutet in Anlehnung an VOLKAMER; HAASE im weitesten Sinne des Begriffes die Umsetzung der Ausprägungsgrade von Untersuchungsmerkmalen in Meßwerte mittels der Zuordnung von Zahlen zu den Gegenständen (Eigenschaften, Verhaltensweisen, Ereignissen etc.) des Forschungsinteresses gemäß ausdrücklicher Vorgaben oder „Regeln" (vgl. VOLKAMER 1978; 13 ff;

HAASE 1972, 346). Ziel der Messung ist eine möglichst quantitative Aussage über den relativen Grad der individuellen sportmotorischen Merkmalsausprägung. Für die Messung der konditionellen Fähigkeiten und insbesondere der Ausdauer werden vorwiegend physiologische Belastungstests im Labor verwendet. Die Anwendung sportmotorischer Testverfahren zur Quantifizierung konditioneller Fähigkeiten ist zum einen dadurch zu erklären, daß physiologische Messungen nicht für alle Faktoren dieses Gegenstandsbereiches durchführbar sind und zum anderen darin begründet, daß sportmotorische Tests im allgemeinen mit erheblich geringerem ökonomischen, materiellen und finanziellen Aufwand verbunden sind. GROSSER (1988, 22) bezeichnet die Kontrollverfahren als Untersuchungsverfahren, Meßverfahren, Leistungsüberprüfungsverfahren, diagnostische bzw. leistungsdiagnostische Verfahren allgemein als Tests. Diese Leistungskontrollen zur Erfassung von Leistungen einzelner Spieler durch Messungen erfolgen während des Trainings unter speziellen Bedingungen oder im Wettkampf. GROSSER unterscheidet zwei Arten von Leistungsmessung: direkte und indirekte Leistungsmessung. Die direkte Leistungsmessung, die in einem Spiel vorgenommen und auch Spielbeobachtung genannt wird, ist bereits in 1.5.2 dargestellt worden. Die indirekte Leistungsmessung funktioniert genau umgekehrt. Sie besitzt den Vorteil, daß sie über eine verhältnismäßig hohe Objektivität, Meßgenauigkeit und Gültigkeit der Ergebnisse für die einzelnen überprüften Leistungskomponenten verfügt. Der Sportmotorische Test ist eine Methode der indirekten Leistungsmessung. Tabelle 5 gibt eine Übersicht über die Möglichkeiten der direkten und indirekten Leistungsmessung im Fußball.

	Direkt	Indirekt
Technische Komponente	Registrierung erfolgreicher und nicht erfolgreicher Aktionen bei folgenden technischen Elementen: Ballan- und -mitnahme, Dribbling, Zuspiel, Zweikampf, Torschuß	Technik-Testbatterie: Ballan- und mitnahme, Zuspiel, Dribbling, Torschuß, Jonglieren, Komplextests
	Durchführung: Stadion, Fernseh-, Videoaufnahme	Durchführung: Sportplatz/Halle
Taktische Komponente	Numerische Feststellung von Aktionen (z.B. Einschaltung in den Angriff) bzw. Auswertung individuell-taktischer Verhaltensweisen in Angriff und Abwehr nach einem zwei- oder mehrstufigen Bewertungssystem	Taktik-Testbatterie: Die Überprüfung des taktischen Verständnisses anhand von Spielszenen nach dem Richtig-Falsch- oder Multiple-Choice-Verfahren mit einer oder mehreren Bestantworten
	Durchführung: Videoaufnahme mit einem dem Auswertungszweck angemessenen Umfeld	Durchführung: nicht an einem bestimmten Ort gebunden
Konditionelle Komponente	Registrierung der Laufleistung (zurückgelegte Distanz mit und ohne Ball); differenziert nach Anzahl, Länge, Tempo der Läufe; differenziert nach Spielabschnitten. Telemetrische und blutchemische Untersuchungen während oder unmittelbar nach Beendigung eines Spiels	Konditions-Testbatterie: zur Messung des allgemeinen Leistungsvermögens hinsichtlich Kraft, Ausdauer, Schnelligkeitsausdauer, Flexibilität, Messung der Herz-Kreislauf-Parameter unter fußballspezifischen Belastungsbedingungen, z.B. Leistungstest am Laufband, wobei die Stop-and-go-Bewegung(mit Variation des Bewegungstempos) des Fußballspielers simuliert wird
	Durchführung: Stadion	Durchführung: Sportplatz/Halle, medizinisches Labor

Tab. 5: direkte und indirekte Leistungsmessung im Fußball (nach GROSSER 1988, 22)

KUHN (vgl. 1976, 1) erwähnt in einem unveröffentlichten Manuskript zwei Arten von Leistungserfassung im Sportspiel: die beurteilende und messende Leistungserfassung. Die beurteilende Leistungserfassung, die die Qualität einer Bewegung bewertet, führt nur unter speziellen Voraussetzungen wie dem Einsatz von Experten, der Begrenzung des Beobachtungsumfangs und der exakten Festlegung der zu beobachtenden Kriterien zu brauchbaren Ergebnissen. Die messende Leistungserfassung stellt mit der quantitativen Erfassung von Erfolg beziehungsweise Nichterfolg einer Aktion ein einfacheres Verfahren dar.

2.6 Zur Kondition

Die ständige Weiterentwicklung von Spielsystemen, Taktik, Technik, Schnelltempospiel sowie von Flügel- und Konterspiel kann erst durch eine verbesserte konditionelle Grundlage wirkungsvoll realisiert werden. Der wichtige Einfluß der Kondition wurde durch die Entwicklung des Fußballspiels in den vergangenen Jahrzehnten offenbar, in der eine deutliche Zunahme an Dynamik und kämpferischem Einsatz festgestellt werden kann. Für die Entwicklung und Erhaltung der Kondition oder einer hohen Leistungsfähigkeit sind viele Faktoren von Bedeutung. Die Kondition nimmt insofern eine Sonderrolle ein, als sie für den Fußballspieler das Fundament für seine Wettkampfleistungen bedeutet und diese über den langen Zeitraum der Spielsaison auf einem hohen Niveau konstant hält. Weiterhin reduziert ein guter konditioneller Zustand das Verletzungsrisiko und die Anfälligkeit für Infekte. Zudem wirkt sich eine gute Kondition auf die psychische Verfassung des Spielers im Vorfeld und im Verlauf des Wettkampfs aus. Die Wechselbeziehung zwischen Kondition und anderen Leistungsbereichen ist ein maßgeblicher Bestimmungsfaktor für die Qualität von Technik und Taktik. Zur Weiterentwicklung des Fußballspiels ist es daher notwendig, alle an der komplexen Leistung beteiligten Faktoren entsprechend ihrer Wertigkeit bzw. ihres Einflusses und ihres Entwicklungstempos zu optimieren.

2.6.1 Der Begriff 'Kondition'Begriffsabgrenzung

Die Definition des Begriffs 'Kondition' aktualisiert sich in konditionellen Fähigkeiten. Als Synonyme werden für diesen Begriff in der Fachliteratur auch die Begriffe körperliche Eigenschaften, (ZACIORSKIJ 1972), Bewegungseigenschaften (STIEHLER 1974), motorische Grundeigenschaften (MARTIN 1977; LETZELTER 1978) motorische Beanspruchungsformen (HOLLMANN/HETTINGER 1976) u.a. verwendet.

LETZELTER versteht unter dem Begriff 'allgemeine Kondition die „Summe der motorischen Grundeigenschaften (auch Bewegungseigenschaften, psychophysische oder körperliche [Grund-] Eigenschaften oder motorische Leistungsfaktoren)" (LETZELTER 1997,119). Bedauerlicherweise wird der Begriff 'Kondition' in der Fachliteratur unterschiedlich definiert bzw. verstanden. Im folgenden werden einige Definitionen des Begriffs 'Kondition' ausgeführt.

RÖTHIG/GRÖßING (1990, 22) verstehen den Begriff 'Kondition' als Oberbegriff für diejenigen energetischen Qualitäten des Organismus und der Muskulatur, die sich als Kraft-, Schnelligkeit-, Ausdauerfähigkeiten und als Beweglichkeit aktualisieren.

GROSSER/STARISCHKA verstehen diesen Begriff wie folgt:

„Unter Kondition im Sport verstehen wir die Summe aller leistungsbestimmenden physischen Fähigkeiten (= motorisch-konditionelle Fähigkeiten) und ihre Realisierung durch Persönlichkeitseigenschaften (wie z.b. Wille, Motivation)" (GROSSER/STARISCHKA 1998,9).

SCHNABEL/HARRE/BORDE verstehen diesen Begriff wie folgt:

„Kraft-, Ausdauer- und Schnelligkeitsfähigkeiten repräsentieren die energetische Komponente der sportlichen Leistungsfähigkeit. Sie bestimmen maßgeblich den muskulären Antrieb und sind Voraussetzung für das Erlernen und Ausführen sportlicher Bewegungen und taktischer Handlungen" (SCHNABEL/HARRE/ BORDE 1997,130).

STIEHLER/KONZAG/DÖBLER definieren den Begriff 'Kondition' wie folgt:

„Die Kondition wird als physischer und psychischer Trainingszustand, der durch die Entwicklung der Ausdauer-, Kraft- und Schnelligkeitsfähigkeiten und die diesen Fähigkeiten adäquaten psychischen Eigenschaften bestimmt ist, gekennzeichnet" (STIEHLER/KONZAG/DÖBLER 1988,108).

BAUER/UEBERLE fügen einen weiteren Aspekt hinzu:

„Die Bedingungsfaktoren von Bewegungshandlungen sind Ausdauer, Kraft, Schnelligkeit, Flexibilität und Kondition. Wir bezeichnen diese Faktoren als konditionelle Fähigkeiten (lat. conditio = Bedingung)" (BAUER/UEBERLE 1984,49).

In ähnlicher Weise definieren GROSSER/ZINTL den Begriff 'Kondition' wie folgt:

„Unter Kondition im Sport verstehen wir die gewichtete Summe der konditionellen Fähigkeiten Ausdauer, Kraft, Schnelligkeit, Flexibilität und ihre Realisierung durch Bewegungsfertigkeiten/-techniken und Persönlichkeitseigenschaften" (GROSSER/ZINTL 1994,9).

In einer engeren Begriffsbestimmung kommt die Kondition meist im Training und in der Sportpraxis zur Anwendung. Sie ist eine komplexe Eigenschaft, die sich im Fußball aus den physischen Faktoren Ausdauer, Kraft, Schnelligkeit und Beweglichkeit zusammensetzt. Die

Abbildung 3 gibt einen Überblick über die Komponenten der Kondition in der engeren Begriffsfassung:

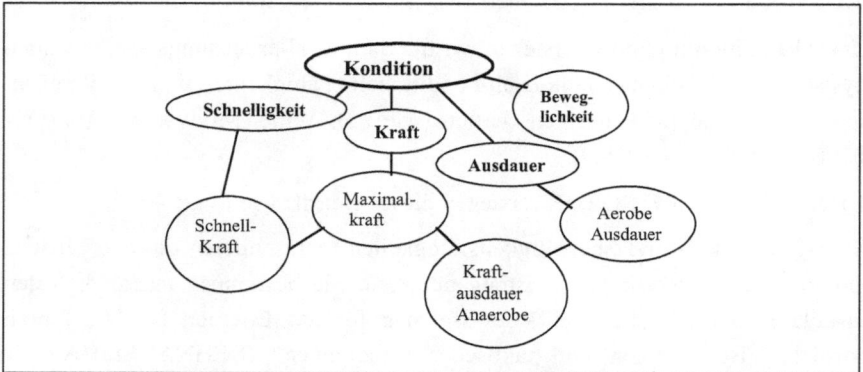

Abb.3: Komponenten der Kondition des Fußballers (nach Schmidtbleicher et al. 1989,7).

Prinzipiell wird zwischen allgemeiner und spezieller Kondition unterschieden, wobei die allgemeine Kondition die Grundlage für die spezielle Kondition ist. Jede Sportart unterliegt jedoch ihrem eigenen Anforderungscharakter und zeigt ein spezielles Anforderungsprofil, das in jeder Sportart/Disziplin zu einem sportartspezifischen Konditionstyp führt (Abb. 4). Somit entwickelt jede Sportart ein eigenes konditionelles Anforderungsprofil, das spezifische Merkmalsausprägungen aufweist. So ist beispielsweise die spezielle Ausdauer des Fußballers nicht auf die des Schwimmers zu übertragen (vgl. MARTIN 1977, 38; MARTIN/CARL/ LEHNERTZ 1993, 90).

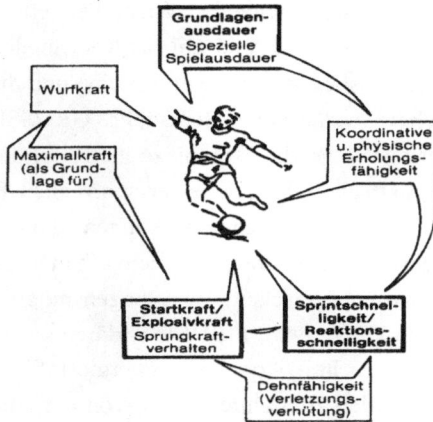

Abb. 4: Ein sportartspezifisches Konditionsanforderungsprofil (nach MARTIN et al. 1993, 90)

Fußball ist gekennzeichnet durch ein komplexes Anforderungsprofil technischer, taktischer und konditioneller Fähigkeiten. Aus dem konditionellen Bereich sind Ausdauer, Schnelligkeit, Kraft und Beweglichkeit von besonderem Interesse, da sie nicht nur die körperliche Leistungsfähigkeit begrenzen, sondern auch erheblichen Einfluß auf die Technik und Taktik das einzelnen Spielers und somit auf das Spielniveau der gesamten Mannschaft ausüben können.

2.6.2 Ausdauer

Die Ausdauer spielt im Sport neben ihrer rehabilitativen und präventiven Wirkung auf Krankheiten und Verletzungen eine wichtige Rolle durch ihre positive Wirkung auf das Herz- Kreislaufsystem und auf den Stoffwechsel. Sie hat für die Entwicklung sportlicher Leistungen eine grundlegende Bedeutung. Durch das regelmäßige Ausdauertraining kommt es zu Veränderungen der motorischen Fähigkeiten. Hier sind zu nennen die Ökonomisierung und Verringerung der Anstrengungen sowie die Verzögerung der Ermüdungsprozesse. NEUMANN (1991, 51) führt aus, daß es die Ausdauer an sich nicht gibt, und daß sie nicht isoliert existiert, sondern immer an die Mitbeteiligung von Kraft und Schnelligkeit gebunden ist. Er betrachtet sie als eine notwendige Ergänzung der anderen leistungsbestimmenden Fähigkeiten und daher als für viele Sportarten unerlässliche Voraussetzung. Die Ausdauer wird im Sport ganz allgemein definiert als 'die psychische und physische Widerstandsfähigkeit gegen Ermüdung bei länger dauernden Belastungen' und als die 'Fähigkeit zur schnellen Wiederherstellung der Leistungsfähigkeit nach Belastungen'. Unter der Vielzahl der verschiedenen Ausdauerarten sind für den Fußballspieler insbesondere die allgemeine und die spezielle (aerobe und anaerobe dynamische) Ausdauer von Bedeutung. GROSSER/STARISCHKA definieren die Ausdauer wie folgt: die „komplexe motorisch-konditionelle Fähigkeit wird demnach definiert als Fähigkeit, einer sportlichen Belastung physisch und psychisch möglichst lange widerstehen zu können (d.h. eine bestimmte Leistung über einen möglichst langen Zeitraum aufrecht erhalten zu können) und/oder sich nach sportlichen (psychophysischen) Belastungen möglichst rasch zu erholen" (GROSSER/STARISCHKA 1998, 110). Sie erklären weiter, daß die Ausdauerleistungen immer von Technikökonomie, Energiestoffwechsel, Sauerstoffaufnahmefähigkeit, vom Willen zum Durchhalten, von der anlagebedingten Ausdauerfähigkeit sowie vom optimalen Körpergewicht abhängig sind (vgl. MARTIN/CARL/LEHNERTZ 1993, 177). SCHNABEL/HARRE/BORDE definieren die Ausdauer als „konditionelle Fähigkeit; Widerstandsfähigkeit gegenüber Ermüdung, die bei sportlichen Belastungen ermüdungsbedingte Leistungsverluste mindert" (SCHNABEL/HARRE/BORDE 1997, 151). WEINECK versteht den Begriff wie folgt: „Unter Ausdauer wird allgemein die psycho-physische Ermüdungswiderstandsfähigkeit des Sportlers verstanden" (WEINECK 1997; 141). RÖTHIG (1992, 51) versteht unter Ausdauer folgendes:

Ausdauer ist im Sport

1. die Fähigkeit, eine gegebene Belastung ohne nennenswerte Ermüdungsanzeichen über einen möglichst langen Zeitraum aushalten zu können;

2. die Fähigkeit, trotz deutlich eintretender Ermüdungserscheinungen die sportliche Tätigkeit bis hin zur individuellen Beanspruchungsgrenze (Extremfall Erschöpfung) fortsetzen zu können

3. die Fähigkeit, sich sowohl in Phasen verminderter Beanspruchung als auch in Phasen während des Wettkampfs oder Trainings und nach Abschluß derselben schnell zu regenerieren.

MARTIN/CARL/LEHNERTZ definieren die Ausdauer wie folgt: „Ausdauer ist die Fähigkeit, eine bestimmte Leistung über einen möglichst langen Zeitraum aufrechterhalten zu können" (MARTIN/CARL/LEHNERTZ 1993,173).

2.6.2.1 Einteilung der Ausdauer

Man kann die Ausdauer unter verschiedenen Aspekten betrachten und nach diesen unterteilen. In der Sportmedizin und in der Trainingslehre haben sich deshalb entsprechende Einteilungen durchgesetzt, die den komplexen Bereich der Ausdauer unter jeweils anderen Gesichtspunkten systematisieren..

Die Sportmedizin orientiert sich meist an der Einteilung von HOLLMANN/ HETTINGER (vgl. Abb. 5). HOLLMANN systematisiert die Ausdauer durch die folgende schematische Einteilung:

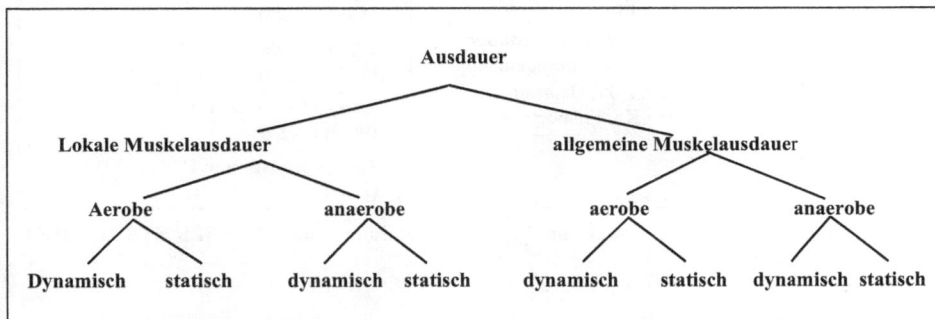

Abb. 5: **Ausdauerleistungsfähigkeit und deren Kombination (nach HOLLMANN/ HETTINGER 1980, 304)**

Allgemeine und lokale Ausdauer. Hier wird nach dem Anteil der beteiligten Muskulatur unterschieden. Die allgemeine Ausdauer stellt die Ausdauer einer Muskelmasse in einer Größenordnung oberhalb 1/6 der gesamten Skelettmuskulatur und unter der lokalen Muskelausdauer versteht man die Ausdauer einer Muskelmasse, die kleiner ist als 1/6 der gesamten Skelettmuskulatur (vgl. HOLLMANN 1990, 78).

Aerobe und anaerobe Ausdauer. Diese Einteilung berücksichtigt die energieliefernden Prozesse

Dynamische und statische Ausdauer. Sie teilt nach der Arbeitsweise der Muskulatur ein.

In der Sportpraxis und in der Trainingslehrliteratur richtet sich die Einteilung der Ausdauer meist nach der Wettkampfdauer, also Kurz-; Mittel-; Langzeitausdauer oder Grundlagen- bzw. spezielle Ausdauer (siehe Tabelle 6)

52

Arten	Grundlagenausdauer (GLA)	spezielle Ausdauer (spA)
Merkmal	Basischarakter für Gesundheit, Fitneß und für Entwicklung anderer sportmotorischer Fähigkeiten	disziplinspezifische Belastungsstruktur in den Ausdauersportarten: optimales Verhältnis von Belastungsintensität und Belastungsdauer
Typen	- **allgemeine Grundlagenausdauer** übungsneutrale Grundausdauer des Gesundheits- und Fitneßbereichs - **spezifische Grundlagenausdauer** übungsgebundene Basisausdauer der Ausdauerdisziplinen - **azyklische Grundlagenausdauer** Basisausdauer für die unregelmäßigwechselnde (=azykl) Beanspruchung in den Spiel- und Kampfsportarten	- **Kurzzeitausdauer** (35s - 2 min) - **Mittelzeitausdauer** (2 - 10 min) - **Langzeitausdauer 1** (10 - 35 min) - **Langzeitausdauer 11** (35 - 90 min) - **Langzeitausdauer 111** (90 min - 6 h) - **Langzeitausdauer 1V** (> 6 h)

Tab. 6: **Übersicht zu den Arten und Typen der Ausdauer (aus GROSSER/STARISCHKA 1998, 113)**

Die allgemeine Ausdauer. Unter der allgemeinen Ausdauer versteht man die sportartunabhängige Form. Sie wird oft auch als Grundlagenausdauer bezeichnet und findet verstärkt in der Vorbereitungsperiode, in der Zwischenperiode und zum Ende der Übergangsperiode statt. Ihr Ziel ist die Steigerung der allgemeinen aeroben Ausdauerfähigkeiten. Geeignet sind alle Belastungen, die den aeroben Stoffwechsel (Laktatwerte unter 3 mmol/l), die aerobe Schwelle beanspruchen. GROSSER/ STARISCHKA (1998)beschreiben die Grundlagenausdauer als Basis zur Entwicklung weiterer Fähigkeiten.

Die spezielle Ausdauer baut auf der allgemeinen Ausdauer auf und orientiert sich an den Wettkampfbedingungen. Sie wird auch als wettkampfspezifische Ausdauer bezeichnet und bereitet einen Spieler unmittelbar auf einen Wettkampf vor.

Innerhalb der speziellen Ausdauer werden, orientiert an den Kriterien Wettkampfdauer, Belastungsintensität und Energiebereitstellung unterschieden:

1. Kurzzeitausdauer (KZA): 35 sec. - 2 Min., maximale Belastungsintensität, mit dominant anaerober Energiebereitstellung.

2. Mittelzeitausdauer (MZA): 2- 10 Min., Belastungsintensität fast maximal, Verhältnis zwischen anaerober und aerober Energiebereitstellung ausgeglichen.

53

3. Langzeitausdauer (LZA): > 10 Min., submaximale bis geringe Belastungsintensität, es dominiert die aerobe Energiebereitstellung.

In der Literatur gibt es jedoch bei verschiedenen Autoren unterschiedliche Einteilungen: z.B. zeitliche Abgrenzung von Kurz-; Mittel- und Langzeitausdauer. Die Langzeitausdauer wird unter Berücksichtigung des energieliefernden Hauptsubstrats weiter untergliedert in:

1. LZA I = 10-35 Min., mit aerober und anaerober Glykogenverwertung;

2. LZA II = 35-90 Min., mit Glykogen- wie auch Fettverwertung;

3. LZA III = 90 Min.- 6 Std., mit überwiegender Fettverwertung;

4. LZA IV = > 6 Std., mit Fettverwertung, Eiweißabbau und Flüssigkeitsverlust.

(vgl.GROSSER/STARISCHKA 1998, 112; LETZELTER 1997, 171).

Für den Fußballspieler ist vor allem die allgemeine und spezielle bzw. die aerobe und anaerobe dynamische (insbesondere alaktazide) Ausdauer von Bedeutung. Eine gute Grundlagenausdauer gewährleistet dem Spieler nicht nur eine intensive Beteiligung am Spielgeschehen und eine bessere Handlungs- und Reaktionsschnelligkeit, sondern auch eine schnellere Erholungsfähigkeit während des Spiels wie auch nach Training und Wettkampf. Eine gut entwickelte spezielle Ausdauer ermöglicht das Ertragen der in unregelmäßigen Abständen folgenden Laufbelastungen, explosiven Sprints, Sprünge, Dribblings mit hohem Tempo, plötzlicher Richtungswechsel, Zweikämpfen und wuchtigen Torschüsse und Kopfbälle. Sie stellt sicher, daß diese Fähigkeit über die gesamte Spielzeit mit maximalem Tempo bzw. höchster Dynamik absolviert werden kann.

2.6.2.2 Bedeutung der allgemeinen Ausdauer für den Fußballspieler
Die Grundlagenausdauer gewinnt im Fußball immer mehr an Bedeutung, weil anhand neuerer Untersuchungen belegt wurde, daß sich die Laufleistungen im Fußball seit den sechziger Jahren je nach Spielklasse verdoppelt, wenn nicht sogar verdreifacht haben. Beim Vergleich der Laufleistungen von Fußballspielern aus den frühen 60er Jahren mit den heutigen wird deutlich, welche außergewöhnlichen Intensitäts- und Umfangsteigerungen sich innerhalb der letzten Jahre und Jahrzehnte vollzogen haben. Die Untersuchung von PALFAI (1962, siehe Tab7) zeigt die Laufstrecke weltbester Fußballer aus den 60er Jahren mit Gesamtlaufstrecken über 4000 m.

Spieler	Gesamtzahl aller Läufe	Gesamtstrecke aller Läufe (m)	Gesamtzahl der schnellen Läufe	Gesamtstrecke aller schnellen Läufe
Del Sol (Real Madrid, später Juventus)	359	4868	169	1688
John Charles (Juventus)	239	2813	153	1653
Di Stefano (Real Mdrid)	319	4366	151	1466
Zagallo (Botafogo)	287	3948	145	1508
Sivori (Juventus)	225	2416	144	1426
Iwanow (Torpedo Moskau)	302	3530	141	1250
Garrincha (Botafogo)	176	2808	130	1028
Meshi (Dynamo Tiflis)	184	2220	126	1304
Harmin (Fiorentina)	330	4130	125	1240

Tab. 7: Die Laufleistungen weltbester Fußballer aus den 60er Jahren während eines Spieles (nach PALFAI 1970, 28)

Eine andere Untersuchung von WADE (1962) zeigt Laufstrecken zwischen 1600 und 5486 m in einer Spieldauer von 90 Min. in Form von Gehen, Traben, zügig Laufen und Sprint, die damals als überragend gewertet wurde. Die Untersuchungen von GERISCH/RUTEMÖLLER/WEBER (1988, 64) haben gezeigt, daß Spieler der Amateuroberliga im Schnitt etwa 9050 ± 969 m zurücklegen. Auch die Untersuchung von WINKLER (1983) zu den Laufleistungen deutscher Bundesligaspieler zeigt eine Laufstrecke von 11490 m. (1983). Tabelle 8 zeigt Untersuchungen verschiedener Autoren aus unterschiedlichen Ländern zwischen 1962 und 1991 von Laufstrecken (vgl. THOMES REILY, 1994, 31).

Autor	Land	N	Laufleistung in 90minütige Spielzeit
WADE (1962)	England	?	1600 - 5486
ZELENK et al. (1967)	Czechoslovakia	1	11500
VINNAI (1973)	Russland	?	1700
SALTIN (1973)	Schweden	9	10900
REILLY/THOMAS (1976)	England	40	8680 (± 1011)
WITHERS et al. (1982)	Australien	20	11527 (± 1796)
WINKLER (1983)	Deutschland	10	8811
VAN GOOL et al. (1988)	Belgien	7	10245
OHASHI et al. (1988)	Japan	2	9845
BANGSBO et al. (1991)	Dänemark	4	10800

Tab. 8: **Die Laufstrecke der Spieler aus verschiedlicher Länder zwischen 1962 - 1991 (nach THOMAS REILLY 1994,32; WINKLER 1983; zit nach BAUER/UEBERLE 1984;56)**

Die o.a. Untersuchungen zeigen, daß Fußball ein Laufspiel ist. Während eines 90-minütigen Spiels wird in Abhängigkeit von Spielposition eine Distanz von ca. 8 - 12 km (in Einzelfällen zwischen 13 und 17 km) in Form von Gehen, Laufen, zügig Laufen und Sprinten zurückgelegt.

Mittelfeldspieler haben aufgrund ihrer Mittelrolle zwischen Abwehr und Angriff erwartungsgemäß das durchschnittlich intensivste Laufpensum. Trotz des großen Aktionsradius einzelner Spielpositionen soll nicht eine extreme Ausdauer entwikkelt werden, sondern eine adäquate Mischung aus Ausdauer und Schnelligkeit, da die einseitige aerobe Ausbildung zu Lasten der Schnelligkeit gehen würde. Spieler, die zuviel auf Ausdauer trainieren, werden langsamer, da es zu biochemischen Veränderungen im Muskel kommt und im Extremfall die schnellzuckenden Muskelfasern, die Garant für explosive Starts, Sprünge und Schüsse sind, in langsam zuckende umgewandelt werden, was die Schnelligkeit beeinträchtigt (vgl. KINDERMANN 1988, 190; HOLLMANN et al. 1981, 118; HOWALD 1987, 23). Eine gut entwickelte Grundlagenausdauer ermöglicht:

1. ein höheres Spiel- bzw. Kampftempo über die gesamte Kampfdauer durchzuhalten ohne Übersäuerung und zentrale Ermüdung.

2. die Reduzierung sporttechnische Fehlleistungen und Erhöhung der Stabilität erlernter sportlicher Techniken.

3. den Einsatz taktischer Varianten mit höheren konditionellen Anforderungen und Eröffnung eines breiten Spektrums an taktischen Varianten mit hohen körperlichen Beanspruchungen (Forechecking, durch volles Spiel, Einschalten vom Abwehrspielern in den Angriff usw.).

4. die Verbesserung der energetischen Grundlagen als wichtige Basis für die Konzentrationsausdauer.

5. die Erhöhung der Belastbarkeit der Spieler während des Trainings und im Wettkampf und Stabilisierung der physischen Leistungsfähigkeit.

6. die Stabilisierung der Gesundheit.

7. die Optimierung der Erholungsfähigkeit und schnelle Regeneration sowohl nach kurzen, intensiven Belastungen, als auch nach länger dauernden Beanspruchungen während Trainings und im Wettkampf.

8. die Minimierung von Verletzungen und Stabilisierung der Gesundheit.

9. eine konstant hohe Reaktions- und Handlungsschnelligkeit.

10. die Erhöhung der Sauerstoffaufnahme und Verbesserung der Sauerstoffversorgung.

11. die Ökonomisierung von Herz-Kreislauf-Funktionen, des Stoffwechsels und der Atmungsprozesse.

12. die Entwicklung der aeroben Kapazität und deren ökonomischer Nutzung.

13. die Erhöhung des Schlagvolumens und Verbesserung der Kapillarisierung, die Zunahme des Blutplasmas und erweiterte Puffermöglichkeiten (vgl. PETERS 1998, 75; WEINECK 1997, 145; SCHNABEL/HARRE/BORDE 1997, 156; MARTIN/CARL/LEHNERTZ 1993, 175; RÖTHIG/GRÖßING 1990, 53).

2.6.2.3 Bedeutung der speziellen Ausdauer

Die spezielle Ausdauer ist ein Komplex von wettkampforientierten Faktoren und dient der Entwicklung sportartspezifischer Wettkampfleistungen. Sie ermöglicht:

1. daß Spieler lernen, das Tempo im Wettkampf entsprechend der Taktik zu variieren.

2. Tempowechsel über die gesamte Spielzeit problemlos zu ertragen und insgesamt ein hohes Spieltempo zu halten.

3. alle Fähigkeiten, wie Antritte, Sprünge, Dribblings und Schüsse mit maximalen Tempo über die gesamte Spielzeit absolvieren zu können.

4. daß die Spieler lernen, die Leistungen in die äußeren Wettkampfbedingungen umzusetzen.

5. daß die Willenseigenschaften für die Härte und das Durchhaltevermögen bei hoher Beanspruchung erworben werden (vgl. MARTIN/CARL/LEHNERTZ 1993, 176; WEINECK 1998, 29f).

Neben der allgemeinen Grundlagenausdauer braucht der Spieler auch noch eine gut entwickelte fußballspezifische anaerobe (überwiegend alaktazide) Kapazität, die auch als Schnelligkeitsausdauer oder Sprintausdauer bezeichnet wird. Sie wird in vielfacher Hinsicht von der allgemeinen Ausdauer beeinflußt und ist die Basis, auf der die spezielle Ausdauer entwickelt wird. Sie hängt wesentlich ab vom Niveau der psychomoralischen Eigenschaften, stellt jedoch trotzdem eine eigenständige Größe dar und wird durch spezielle Trainingsmethoden und -inhalte entwickelt. Neben den o. g. Funktionen der speziellen Ausdauer ermöglich letztere ebenfalls das Zunehmen des anaerob-laktaziden Stoffwechsels und die Steigerung der Pufferkapazität des Blutes, die Erweiterung der Kreatinphosphatspeicher und die Fähigkeit der Muskelkontraktion trotz ungünstiger Laktatanhäufung.

Trotz der Vorteile einer gut entwickelten Grundlagen- und speziellen Ausdauer ist es ungünstig, sie maximal zu entwickeln, weil ein Zuviel an Ausdauer die Schnelligkeits- und Schnellkrafteigenschaften beeinträchtigt und die Spieler langsamer werden, weil es zu biochemischen Veränderungen im Muskel kommt. Im Extremfall wird die FT in ST umgewandelt, was zu einer Vernachlässigung anderer leistungsbestimmender Faktoren führt. Ferner kann ein Zuviel an Ausdauer in ihrer speziellen Form der Schnelligkeitsausdauer zu einer Abnahme der Grundlagenausdauer und einer Verschlechterung der Erholungsfähigkeit führen. Im Extremfall kann sie zu einem Übertrainingszustand führen und bei einem überhöhten Gesamttrainingsvolumen zu einer Abnahme des männlichen Sexualhormons Testosteron, das eine wichtige Rolle bei der Erholung und beim eiweißaufbauenden Stoffwechsel spielt (vgl. WEINECK 1997, 146).

2.6.2.4 Muskelfasern und Spielertypen

Obwohl alle Skelettmuskelfasern die prinzipiell gleiche Struktur (Aufbau) haben, bestehen doch gewisse histochemische Differenzierungen sowie unterschiedliche Ausprägungen bestimmter struktureller Komponenten. Gemäß der unterschiedlichen mechanischen Eigenschaften einzelner Muskelfasern innerhalb eines Skelettmuskels und weiterer funktioneller, morphologischer und histochemischer Merkmale sowie wegen des unterschiedlichen Gehalts an Enzymen für die Energiebereitstellung, den Aufbau der Myosinfilamente und der Art der nervösen Versorgung, werden Muskelfasern wie folgt unterschieden:

Slow-Twitch-Fasern (ST- oder rote Fasern)

Sie sind dunkel, dünn und sind charakterisiert durch eine langsamere Kontraktionsgeschwindigkeit, verlängerter Kontraktionszeit und geringere Erregungsleitfähigkeit aus. Sie zeichnen sich durch einen reichen Besatz von aeroben Enzymen (Glykogen- und Fettstoffwechsel), Mitochondrien (aerobe Energiebereitstellung), Myoglobin (Sauerstoffspeicher) und relativ hoher Glykogen- sowie sehr hohe Fettkonzentration aus. Durch ihre Spezialisierung auf den aeroben Stoffwechsel sind sie besonders gut für Ausdauerleistungen geeignet, da sie besonders ermüdungsresistent sind.

Fast-Twitch-Fasern (FT- oder weiße Fasern)

Sie sind hell und dick und zeichnen sich durch eine schnelle Reaktions- sowie kräftige Kontraktionsgeschwindigkeit aus. Daher eignen sie sich vor allem für Schnelligkeits- und Schnellkraftbelastungen. Durch ihre höhere anaerobe Stoffwechselkapazität ermüden sie aber auch schneller. Bei diesen Fasern unterscheiden wir zwei Typen:

1. Fast-Twitch-Fasern glykolytischer Prägung (FTG-Fasern)

Sie sind vor allem mit Enzymen für den anaeroben Stoffwechsel ausgestattet und weisen große Phosphat- und Glykogenspeicher auf. Sie kontrahieren sehr schnell und ermüden außerordentlich rasch.

2. Fast-Twitch-Fasern oxidativer Prägung (FTO-Fasern)

Sie sind mit Enzymen des aeroben und anaeroben Stoffwechsels versehen. In bezug auf Kontraktionsgeschwindigkeit und Stoffwechseleigenschaften nehmen sie eine Mittelstellung ein. Sie weisen auch als intermediärer Fasertyp die stärksten

Anpassungsreaktionen auf spezifische Belastungsreize auf (vgl. GROSSER/ ZINTEL 1994, 136; PETERS 1998, 8).

Tab. 9 und 10 geben einen Überblick über die wesentlichen Merkmale und Anpassungsfähigkeiten in Abhängigkeit von der Art der Belastung bei allen 3 Typen.

| ST-Fasern | FT-Fasern | |
	FTO	FTG
Langsam kontrahierend	schnell	sehr schnell kontrahierend
Kontraktionsdauer 75 ms	30 ms	20 ms
wenig Kraft pro Kontraktion	kräftige Kontraktion	sehr große Kraft pro Kontraktion
Zugspannungsfaktor 1	Faktor 4	Faktor 12
ermüdensresistent	ermüdbar	schnell ermüdet
kleine Motoneurone	große Motoneurone	große mot. Endplatten
kleine mot. Endplatten	größere	hoch
Reizschwellen niedrig	höher	
sehr viele Mitochondrien	viele	wenig
sehr viel Myoglobin	mäßig viel	wenig
sehr viele Kapillaren	viele	wenig
wenig Phosphagene	viele	sehr viele
Myosin-ATP-ase	hoch	sehr hoch
Aktivität gering		
viel Fett und KH	viel KH	sehr viel KH gespeichert
mit hochaktiven Enzymen des aeroben Fett- und KH-Stoffwechsel ausgestattet	mit Enzymen des aerobe und anaeroben Stoffwechsel versehen	Dominanz von Enzymen des anaeroben Stoffwechsels
Querschnitt 3100 bis $5000\mu^2$	4400 bis $5900\mu^2$	3500 bis $5300\mu^2$

Tab.9: **Die wesentlichen Merkmale der einzelnen Muskelfasertypen (nach BADTKE 1987, 35; aus: GROSSER/ZINTL 1994, 137)**

60

Training von Schnelligkeit, Schnellkraft, Maximalkraft	Training von Kraftausdauer, Ausdauer
- Flächenvergrößerung der FT-Fasern wegen Vermehrung der kontraktilen Elemente - Vermehrung der anaeroben Enzyme im Zellplasma - Glykogenvermehrung in den FT-Fasern - metobolische Differenzierung der FT-Fasern in Richtung FTG-Fasern - Abnahme der Mitochondrien - Rückgang der Kapillarisierung (Kapillarenzahl pro Faser) - Zunahme der Diffusionsstrecke für Sauerstoff durch die Hypertrophie	- Flächenvergrößerung der ST-Fasern wegen Vermehrung und Vergrößerung der Mitochondrien - Vermehrung der aeroben Enzyme in den Mitochondrien - Myoglobinvermehrung - Glykogenvermehrung in den ST-Fasern - metabolische Differenzierung der FT-Fasern in Richtung FTO-Faser - Zunahme der Kapillarisierung (Kapillarenzahl pro Faser, erhöhte Durchlässigkeit der Kapillarwand, Schlängelung) - Abnahme der Diffusionsstrecke für Sauerstoff
Führen bei hohem Leistungsniveau zu einem Rückgang der aeroben Ausdauerfähigkeiten	Führt bei hohem Leistungsniveau zu einem Rückgang der Schnelligkeit, Schnellkraft und Maximalkraft

Tab. 10: **Anpassungsreaktion der Muskelfasertypen auf spezifische Belastungsreize (nach ZINTL 1990, 71; aus: GROSSER/ZINTL 1994, 138)**

Der Anteil an ST- und FT-Fasern ist genetisch festgelegt. Im überwiegenden Teil der Menschen und im statistischen Normalfall findet man 50-60 % ST- und 40-50 % FT-Fasern bzw. gleich große Prozentsätze. Die Streuung der Faserverteilung ist jedoch recht groß, in Einzelfällen wurden 10 % FT- und 90 % ST-Fasern festgestellt und umgekehrt. Solche Personen sind als Sprinter oder Ausdauerleister (Marathonläufer) geboren. Durch Training ist das ererbte Verteilungsmuster an FT- und ST-Fasern nicht zu beeinflussen, man kann nur im Rahmen der Gegebenheiten den Entwicklungsgrad der vorhandenen Fasern verändern. Nach HOWALD (1984, 12; zitiert nach WEINECK 1997, 85) wird im Spitzenausdauersport von einer Umwandlung von FT- in ST-Fasern berichtet. Eine Umwandlung von ST- in FT-Fasern ist hingegen unmöglich, da die Schnelligkeit nicht über vergleichbar lange Trainingseinwirkungszeiten mit veränderten Impulsmustern trainiert werden kann wie die Ausdauer. Nach Abbruch des Ausdauertrainings kehrt allerdings auch hier die vorübergehend umgewandelte Muskelfaser zu ihrem ursprünglichen Fasertyp zurück. Der Fußballspieler im allgemeinen hat überwiegend FT-Fasern.

KINDERMANN (1998, 190) berichtet, daß nach muskelbioptischen Studien erfolgreiche Fußballspieler vermehrt schnellzuckende Muskelfasern (60 %) aufweisen, aber es gibt in jeder Mannschaft auch Spieler, die diesem allgemeinen Trend nicht entsprechen. Deswegen werden zwei Arttypen von Spielern nach ihrer Besetzung von Muskelfasern in Ausdauer- und Sprintertyp unterschieden. Der Ausdauertyp besitzt einen größeren Anteil an langsamen (ST) Muskelfasern, und der Sprintertyp eine größere Anzahl an schnellen (FT) Muskelfasern. Diese Unterscheidung ist für die Trainingspraxis von Bedeutung.

Die Ausdauertypen in der Mannschaft weisen bei Ausdauerbelastung eine größere Belastbarkeit und eine bessere Erholungsfähigkeit auf. Bei Schnelligkeits- oder Schnellkraftbelastung jedoch weisen sie eine nicht so gute Belastungsverträglichkeit und Erholungsfähigkeit auf. Dies ist auf ihre völlig anders gearteten Stoffwechselanforderungen zurückzuführen.

Die Sprintertypen hingegen sind für intensive und längerdauernde Ausdauerbelastungen weniger geeignet und weisen bei solchen Belastungen eine geringere Belastbarkeit und Erholungsfähigkeit auf. Beim Sprintkraftausdauertraining erholen sich die Ausdauertypen nach den einzelnen Antrittes langsamer als die Sprintertypen, so daß sie eine längere Pause als die Sprintertypen benötigen. Bei gemeinsamem Training zur Entwicklung der Antrittsschnelligkeit (Sprintkraftausdauer) nach der Wiederholungsmethode, zum Beispiel, wenn die Pause zwischen den Läufen für beide Typen gleich lang ist, verbessern längerfristig bei nicht individualisierten Training nur die Sprintertypen ihre Antrittsschnelligkeit, weil sie den nächsten Lauf nach einer vollständigen Erholungspause beginnen. Die Ausdauertypen starten den nächsten Lauf nach unvollständiger Pause und haben noch „saure Beine". Daher sind sie nicht in der Lage, mit einem maximalen Tempo zu laufen. In diesem Fall trainieren sie nicht die Sprintkraftausdauer, sondern die Schnelligkeitsausdauer (vgl. WEINECK 1998, 31 f). Aus den genannten Gründen reagieren die Spieler aufgrund ihrer unterschiedlichen Voraussetzungen unterschiedlich auf gleiche Belastungen, wobei für die einen die Belastung einen optimalen Trainingsreiz darstellt, für die anderen eine Unter- oder Überforderung bedeutet.

Diese Einteilung in Ausdauertypen und Sprintertypen hat nicht nur Bedeutung für die Auswahl der optimalen Intensität und Pausengestaltung, sondern auch auf die Auswahl der optimalen Methoden, die für beide Typen geeignet sind. Daher ist es sinnvoller, die Spieler in mehrere Gruppen (3-4) einzuteilen, um somit eine Unter-

bzw. Überforderung der einzelnen Spieler zu vermeiden und die individuelle Trainingsbelastung zu optimieren, um dadurch für jeden Typ das effektivste Training durchführen zu können. Ein Trainer, der seine Mannschaft aufmerksam beobachtet, wird in kurzer Zeit herausgefunden haben, wer welchem Typus zuzuordnen ist. Aus dieser Erkenntnis lassen sich, zusammen mit dem aktuellen Ausdauerleistungsvermögen der einzelnen Spieler, ganz gezielt Gruppen zusammenstellen, die jeweils die für sie angemessene Dauer mit einer bestimmten Geschwindigkeit laufen können. Zur Kontrolle der Laufgeschwindigkeit sollte hin und wieder (z.B. nach der Hälfte der Laufzeit) die Herzfrequenz gemessen werden, um gegebenenfalls intervenieren zu können.

2.6.2.5 Der Stoffwechsel

Unter dem Begriff Stoffwechsel werden sämtliche Auf-, Ab- und Umbauvorgänge lebendigen Gewebes verstanden. Aus wissenschaftlicher Sicht wird für den Stoffwechsel der Begriff Metabolismus verwendet, wobei für den Stoffaufbau der Unterbegriff Anabolismus und für den Stoffabbau der Terminus Katabolismus verwendet wird. Der Metabolismus hat zwei Funktionen: den Energiestoffwechsel und den Baustoffwechsel. Dieses Kapitel befaßt sich ausschließlich mit dem Energiestoffwechsel.

Bei jeder mechanischen Muskelarbeit oder Muskelkontraktion wird Energie verbraucht, die ununterbrochen zur Verfügung gestellt werden muß. Diese Energie hat der Muskel teilweise selbst bevorratet oder er erhält sie im Austausch mit anderen Organen über das Blut. Die Energie gewinnt er über die Verbrennung energiereicher Substrate, wie Adenosintriphosphat (ATP), Adenosindiphosphat (ADP), Adenosinmonophosphat (AMP) und Kreatinphosphat (KP), die er normalerweise aus den Nahrungsfetten, den Nahrungskohlenhydraten und aus den Nahrungseiweißen bezieht. Diese energiereichen Substrate können unmittelbar in der Muskelzelle in Form von Glykogen bzw. Triglyceridtropfen gespeichert vorliegen, oder sie werden auf dem Blutwege aus dem Glykogendepot der Leber bzw. des subkutanen Fettgewebes an die arbeitende Muskelzelle herantransportiert. Das Ausmaß der Umstellung ist von der Höhe und Dauer der Belastung und von der Art der arbeitenden Muskelfasern abhängig. Für die Muskelarbeit ist dabei das ATP (Adenosintriphosphat) die direkte Energiequelle. Die Spaltung des ATP in ADP + P spielt die zentrale Rolle, alle anderen energieliefernden Prozesse dienen dem ständigen Wiederaufbau von Adenosintriphosphat (ATP). Die Zerfallsprodukte der ATP sind das ADP und ein Phosphorrest: ATP → ADP + P + Energie.

Diese Spaltung ist das entscheidende energetische Bindeglied zwischen den energieverbrauchenden Prozessen bei der Muskelkontraktion und den energiebereitstellenden Systemen. Der Muskelkontraktionsmechanismus ist so reguliert, daß nicht die Gesamtmenge der verfügbaren Energie in mechanische Arbeit umgesetzt werden kann. Der überwiegende Teil der zugeführten Energie wird als Wärme frei, indem sich die arbeitende Muskulatur erwärmt. Die Differenz zwischen der zugeführten Energie und der abgegebenen mechanischen Arbeit ist der Wirkungsgrad der Muskelarbeit (er beträgt zwischen 22 und 30 %) und kann sich durch Training um etwa 15 % verbessern.(vgl. NEUMANN 1991, 84 f).

---

1. Anaerob-alaktazider Prozeß:

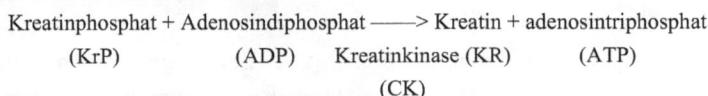

Kreatinphosphat + Adenosindiphosphat ——> Kreatin + adenosintriphosphat

    (KrP)   (ADP)   Kreatinkinase (KR)   (ATP)

                      (CK)

2. Anaerob-laktazider Prozeß (= anaerobe Glykolyse):

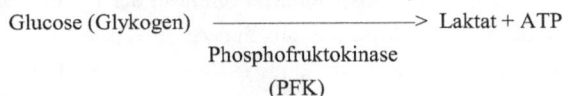

Glucose (Glykogen)   ——————————> Laktat + ATP

              Phosphofruktokinase

                  (PFK)

3. Aerober Prozeß (= aerobe Glykolyse, oxidativer Glykogenabbau):

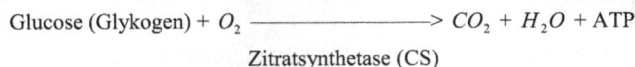

Glucose (Glykogen) + O_2 ——————> CO_2 + H_2O + ATP

              Zitratsynthetase (CS)

4. Aerober Prozeß (= Lipolyse, oxidativer Fettabbau):

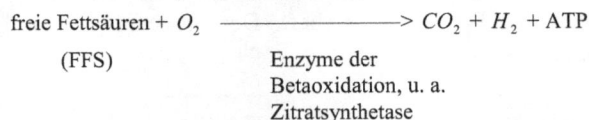

freie Fettsäuren + O_2 ——————> CO_2 + H_2 + ATP

    (FFS)   Enzyme der
                  Betaoxidation, u. a.
                  Zitratsynthetase

Abb.6: verdeutlicht den Vorgang der Energienachschubreaktionen für die ATP-Resynthese mit Schlüsselenzymen (nach ZINTL 1994, 44).

Alle Prozesse der Energieumwandlung, die Sauerstoff benötigen, werden als aerobe (aerobe Energiegewinnung, aerober Stoffwechsel) bezeichnet. Hingegen werden jene, die ohne Sauerstoff ablaufen, als anaerob (anaerobe Energiegewinnung, anaerober Sauerstoffwechsel, Glykolyse) bezeichnet. Bei den anaeroben Prozessen wird nochmals unterschieden, ob sie mit oder ohne Laktatbildung ablaufen. Entsprechend werden diese mit deutlicher Laktatbildung als laktazid und ohne wesentliche Laktatbildung als alaktazid bezeichnet.

1. die anaerob-alaktazide Energiegewinnung aus energiereichen Phosphaten (ATP, KP) geschieht ohne Beteiligung von Sauerstoff (anaerob) und ohne (= alaktazide) Produktion von Milchsäure- bzw. Laktatbildung (Salz der Milchsäure = Laktat).

2. die anaerob-laktazide Energiegewinnung, auch anaerobe Glykolyse unter Glykogenabbau Speicherform der Glukose (Kohlenhydrat)) läuft ohne Sauerstoff unter Milchsäurebildung (= laktazid) ab.

3. die aerobe Energiegewinnung aus Kohlenhydraten (Glukose) unter Verwendung von Sauerstoff (aerob), ohne Laktatentstehung.

4. die aerobe Energiegewinnung aus Fetten. Wesentliche Energieträger für Ausdauerleistungen sind hier Fettsäuren.

5. die aerobe Energiegewinnung aus Eiweißen. Die Energiegewinnung aus Eiweißen stellt eine Ausnahmesituation des Organismus (ausschließlich im Notfall) dar. Mit zu Ende gehenden Glykogenspeichern kommt in der Leber die Glukoneogenese in Gang. Dabei wird Glukose u.a. aus den Aminosäuren abgebauter Körpereiweiße hergestellt. Auf diese Art kann es bei extremen Langzeitbelastungen zum Abbau von Muskelsubstanz kommen (vgl. PETERS 1998, 40 f; ZINTL 1994, 42 ff).

Bei leichter Arbeit wird zu Beginn überwiegend Glykogen anaerob bis zu Laktat abgebaut, bis nach Erhöhung des Blutflusses die aerobe Energiebereitstellung dominiert. Dann werden zunehmend Fettsäuren oxidiert. Der prozentuale Anteil letzterer steigt mit der Dauer der Arbeit.

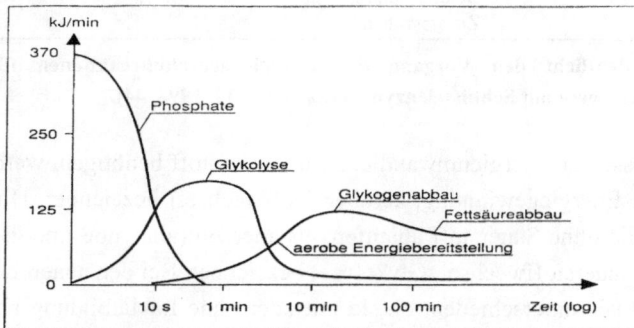

Abb. 7: Möglichkeiten der Energiebereitstellung bei maximaler Beanspruchung in Abhängigkeit von der Zeit (nach BADTKE et al. 1987,71;aus ZINTL 1990, 53)

65

Abb. 7 verdeutlicht, welcher Mechanismus der Energiebereitstellung in Abhängigkeit von der Belastungsdauer dominiert und zeigt den Vorgang des Wiederaufbaus von ATP, das zuerst durch den Abbau von Kreatinphosphorsäure, dann durch den anaeroben Stoffwechsel und zuletzt durch den aeroben bewerkstelligt wird. Das ATP ist in geringem Maße in der Muskelzelle gespeichert (- 6µ mol/g Muskelfeuchtmasse); es reicht für ca. 3-4 Muskelkontraktionen bzw. eine Arbeitsdauer bei starker Belastung von 1-3 sec (vgl. Tab. 11).

Substrat + Abbauart	Max. Flußrate Mikromol/g/sec	Durchsatz in % des Maximus (Verfügbarkeit)	Max. Einsatzdauer
ATP, KrP anaerob-alaktazid	1,6 - 3,0	100	7 - 10 sec
Glykogen anaerob-laktazid	1,0	30	40 - 90 sec
Glykogen aerob	0,5	15	60 - 90 min
Fettsäuren aerob	0,25	7,5	Stunden

Tab. 11: energetische Flußraten (maximale Geschwindigkeit der Energiefreisetzung) bei verschiedenen Formen der Energiebereitstellung (in Mikromol/Gramm Substrat/Sekunden).

Alle genannten Arten der Energiebereitstellung sind grundsätzlich immer gleichzeitig aktiv, jedoch verschieben sich die Schwerpunkte je nach körperlicher Belastung.

2.6.3 Kraft als konditionelle Grundfähigkeit

Die Kraft ist eine Grundfähigkeit des menschlichen Organismus, mit deren Hilfe er in der Lage ist, eine Masse in Bewegung zu setzen (z. B. ein Sportgerät oder den eigenen Körper). Ferner besitzt der Organismus die Fähigkeit der Muskulatur, Widerstände zu überwinden, ihnen entgegenzuwirken bzw. sie zu halten.

Sportliche Bewegungen werden durch fein abgestimmten Muskeleinsatz ermöglicht. Chemische Energie wird in mechanische umgewandelt, dabei bewirken die chemischen Reaktionen die Kontraktion der Muskulatur. Die Kraft ist eine Komponente der motorisch-konditionellen Fähigkeit. Sie ist eine Eigenschaft, die durch die Qualität des neuromuskulären Systems bestimmt wird (die Impulse kommen aus dem Nervensystem) und ist dadurch eine der wichtigsten Voraussetzungen für alle sportlichen Bewegungen. Auch die Körperhaltung des Menschen sowie Dauerlauf und Sprint sind Dimensionen der Muskelkraft. Ohne die Muskelkraft sind sportlichen Leistungen nicht zu verwirklichen, sie ist die Grundlage jeder Bewegung und Ursache aller sportlichen Muskelleistungen.

Sportliche Bewegungen haben sehr unterschiedliche Strukturen, es ergeben sich neben veränderten Arbeitsweisen unterschiedliche Arbeitswinkel und veränderte äußere Widerstände. Die Bewegung ist von unterschiedlicher Dauer und Geschwindigkeit." Die Kraft tritt in den verschiedenen Sportarten niemals in einer abstrakten Reinform, sondern stets in einer Kombination bzw. mehr oder weniger nuancierten Mischform der konditionellen physischen Leistungsfaktoren auf" (WEINECK 1997, 237). LETZELTER führt aus, daß es in der Sportpraxis nicht nur die Kraft an sich gibt, sondern daß sie sich auch immer in verschiedenen Erscheinungsformen manifestiert. Ihr sportartspezifisches Mischungsverhältnis macht die Kraft eines Sportlers aus, sie ist ein Sammelbegriff der viele Manifestationsformen umfaßt (vgl. LETZELTER 1997, 123). Daher ist z.B. die Kraft eines Ruderers nicht gleich der des Gewichthebers, des Fußballers oder des Sprinters. Der jeweilige Anteil der Kraft an den Leistungsunterschieden wird durch die unterschiedlichen Disziplinen bestimmt. Es gibt Disziplinen, die als reine Kraftübungen gelten (z.B. Gewichtheben), Sportarten mit mittleren Krafteinfluß (wie z. B. Sprung oder Sprint) und solche, bei denen die Kraft kaum eine Rolle spielt (z. B. beim Langstreckenlauf).

Fußballspieler benötigen Kraft im Zusammenhang mit koordinativen Prozessen bei Dribblings, Sprüngen, Starts, Sprints, Schuß- und Kopfballaktionen, Tackling, Rempeln und anderen Zweikampfaktionen. Trotz der vielen unterschiedlich verwendeten Kraftbegriffe (BÖS/MECHLING haben allein 52 unterschiedliche Kraftbegriffe gefunden), werden in diesem Abschnitt vor allem diejenigen Definitionen Verwendung finden, die eine Bedeutung für die Trainingspraxis haben. Deshalb hält es HOLLMAN/HETTINGER (1990) auch für notwendig, Kraft in physikalischer und biologischer Hinsicht zu differenzieren. Bei der Definition der Kraft spielen zwei Komponenten eine Rolle, die physikalische und die biologische. Beide Komponenten der Kraft sind für die Analyse und das Verständnis sportlicher Bewegungen von außerordentlicher Bedeutung.

Die Muskeln können Kraft entwickeln, ohne daß sich die Muskellänge verändert (statische Arbeitsweise), sie können aber auch Kraft entwickeln durch Verkürzung oder Verlängerung (dynamische Arbeitsweise). Diese unterschiedlichen Formen der Kraftentwicklung sind dadurch zu erklären, daß die Muskelstruktur Einheiten aus mehreren zusammengeschalteten kontraktilen (zusammenziehbaren) Elementen und elastischen (dehnbaren) Elementen aufweist. (vgl. WEINECK 1997, 245; HOLLMAN/HETTINGER 1990, 177).

2.6.3.1 Kraft im physikalischen Sinne

Die physikalischen Gesetzmäßigkeiten bilden die Grundlage aller Kraftbetrachtungen. Ihre Wirkung kann quantitativ erfaßt werden. Sie beschreibt die Kraft als mechanische Wechselwirkung zwischen Körpern. Durch diese Wechselwirkung erfahren die Körper Verformungen (= Verformungswirkung der Kraft) und unter bestimmten Bedingungen eine Veränderung ihres Bewegungszustandes (= dynamische Wirkung der Kraft). Die Physik bestimmt Kraft als Masse mal Beschleunigung. Das ist für die meisten sportliche Aktionen zutreffend. Im Sport werden Körper bewegt, z. B. Fremdkörper, wie Diskus, Kugel oder Degen, der eigene Körper oder Körperteile, wie z. B. beim Sprint, Sprung oder Schlag. Kraft ist das Produkt aus Masse (m) und Beschleunigung (a), ausgedrückt in der Formel F= m x a (F= Kraft, m = Masse und a = Beschleunigung), die für biomechanische Untersuchungen von Bedeutung ist. Als Maßeinheit für die Kraft gilt heute das Newton (N). 1 N ist gleich der konstanten Kraft, die ein Kilogramm- Stück in einer Sekunde aus der Ruhe auf die Geschwindigkeit vom 1 m/s beschleunigt (die veraltete Maßeinheit Kilopond (kp) entspricht 9,82 N).

GROSSER führt aus, daß die in der Muskeltätigkeit steckende Muskelspannung, Muskeldehnung, der Energiestoffwechsel und andere Parameter mit physikalischen Methoden nicht in übersichtliche mathematische Beziehungen gebracht werden können. Kraft im trainingswissenschaftlich-biologischen Sinne ist folglich besser mit physiologischen und biochemischen Beschreibungsgrößen zu erfassen (vgl. 1995, 11 sowie MARTIN/CARL/LEHNERTZ, 1993, 100).

2.6.3.2 Kraft im biologischen Sinne

Diese Komponente der Kraftdefinition zeigt, welche Möglichkeiten es gibt, durch Training auf die Kraftentfaltung Einfluß zu nehmen. GROSSER/STARISCHKA definieren die Kraft im biologischen Sinne wie folgt:

„Kraft im Sport ist die Fähigkeit des Nerv-Muskelsystems, durch Innervations- und Stoffwechselprozesse mit Muskelkontraktionen Widerstände zu überwinden (konzentrische Arbeit), ihnen entgegenzuwirken (exzentrische Arbeit) bzw. sie zu halten (statische Arbeit)" (GROSSER/STARISCHKA 1998, 40).

SCHNABEL/HARRE/BORDE definieren die Kraft als „konditionelle Fähigkeit des Sportlers, Widerstände durch willkürliche Muskelkontraktion zu überwinden bzw. äußeren Kräften entgegenwirken zu können" (SCHNABEL/HARRE/BORDE 1997, 132).

GROSSER/ZINTL definieren die Kraft folgendermaßen:

„Kraft = die Fähigkeit des neuromuskulären Systems, durch Innervations- und Stoffwechselprozesse Kontraktionen (mit über 30% der individuellen Maximalkraft) gegen Widerstände zu erzeugen, und zwar in konzentrischer, exzentrischer und statischer Arbeitsweise" (GROSSER/ZINTL 1994, 33).

MARTIN/CARL/LEHNERTZ definieren den Begriff wie folgt: „Kraftfähigkeit ist die konditionelle Basis für Muskelleistungen mit Krafteinsätzen, deren Werte über 30% der jeweils individuell realisierbaren Maxima liegen" (MARTIN/CARL/ LEHNERTZ 1993,102).

Zu den o. g. Definitionen und auch zu sonstigen aktuellen Definitionen muß angemerkt werden, daß es schwer ist, eine präzise Definition von Kraft zu formulieren, die sowohl ihre physischen als auch ihre psychischen Aspekte erfaßt. Dies trifft insbesondere wegen des Gegensatzes zur physikalischen Bestimmung zu, ferner aufgrund der unterschiedlichen Arten von Kraft

(der Muskelarbeit und der Muskelanspannung) und auch wegen der Beeinflussung durch eine Vielzahl von Faktoren.

2.6.3.3 Kontraktionsformen (Arbeitsweisen) der Muskeln

Folgende unterschiedlichen Kontraktionsformen von Muskeln werden unterschieden:

1. Isometrische Kontraktion (statische Haltearbeit)

Die Muskellänge bleibt gleich, die Muskelspannung steigt, kann gleich bleiben oder ihr Maximum erreichen (z.B. Halten am Reck).

2. Auxotonische Kontraktion

Muskellänge und Muskelspannung verändern sich in Kombination aus isotonischer und isometrischer Kontraktion (z.B. Sprung).

3. Konzentrische Arbeitsweise

Positiv-dynamisch (z. B. Beugen oder Strecken gegen einen Widerstand).

4. Exzentrische Arbeitsweise

Negativ-dynamisch (z. B. Nachgeben gegen einen Widerstand).

5. Unterstützungskontraktion

Isometrisch und auxotonisch (z.B. Gewichtheben).

6. Anschlagkontraktion

Auxotonisch und isometrisch (z.B. Boxen).

7. Isotonische Kontraktion

Die Muskellänge verändert sich, die Spannung bleibt gleich. Diese Form gibt es in sportlichen Bewegungen nicht, außer wenn z. B. ein Gewicht an einen Muskel gehängt wird und ein elektrischer Reiz angelegt wird.

8. Isokinetisches Muskeltraining

Anwendung bei Rehabilitation und Schwimmen. Hier wird bei langsamer, gleichbleibender Bewegungsgeschwindigkeit der Widerstand von außen durch einen Computer geregelt und ständig neuen veränderten Winkelverhältnissen angepaßt.

2.6.3.4 Erscheinungsformen der Kraft (Kraftarten)

Die Kraft wird im traditionellen Sinne ihrer Erscheinungsweisen in der Trainingslehre nach drei Komponenten eingeteilt: Maximalkraft, Schnellkraft und Kraftausdauer. Seit den Untersuchungen von SCHMIDTBLEICHER (1980) zur Bedeutung der Maximalkraft orientieren sich viele Autoren mehr oder weniger an der Gliederung der Kraftarten wie in Abb. 8 dargestellt. Die hierarchische Anordnung zeigt, daß die Maximalkraft die Basisfähigkeit der Kraft ist. Schnellkraft, Reaktivkraft und Kraftausdauer sind demnach Subkategorien der Maximalkraft. Daraus wird erkennbar, daß sie nicht nur voneinander unabhängig und in ihrer Ausprägung stark von der Maximalkraft anhängig sind, sondern daß sie auch unabhängig von einander trainierbar, aber nicht unabhängig von einander entwickelbar sind

Basisfähigkeit	Maximalkraft		
Subkategorien	Schnellkraft (statisch, konzentrisch)	Reaktivkraft (exzentrisch-konzentrisch)	Kraftausdauer (statisch, dynamisch)
Komponenten	- Maximalkraft - Explosivkraft - Startkraft	- Maximalkraft - Explosivkraft - Startkraft - reaktive Spannungsfähigkeit	- Maximalkraft - anaerob-alaktazider - Stoffwechsel - anaerob-laktazider Stoffwechsel - aerob-glykolytischer Stoffwechsel

Abb. 8: Hierarchische Gliederung der Kraft in verschiedene Kraftarten und ihre Komponenten (nach GROSSER/ZINTL 1994, 35).

Darüber, daß der Fußballer Kraft in ihren verschiedenen Manifestationsformen bzw. Subkategorien braucht, besteht kein Zweifel. Noch bis vor einiger Zeit schien Kraft für den Fußballspieler von untergeordneter Bedeutung. Früher bestanden erhebliche Wissensdefizite hinsichtlich einer richtigen und fußballspezifischen Kraftschulung, die für Fußballspieler geeigneten Kraftmethoden und Kraftübungen anwenden, damit der Spieler angemessene Leistungsfortschritte erzielt. Nach und nach hat sich aber immer deutlicher die Erkenntnis durchgesetzt, daß Kraft nicht nur eine verletzungsvorbeugende, sondern auch eine leistungssteigernde Funktion haben kann. Beachtet werden muß hierbei, daß alle Krafteigenschaften nicht maximal, sondern optimal für eben dieses spezielle Sportspiel entwickelt werden sollten.

2.6.3.4.1 Maximalkraft

„Maximalkraft ist die höchstmögliche Kraft, die das Nerv-Muskelsystem bei maximaler willkürlicher Kontraktion auszuüben vermag" (MARTIN/CARL/LEHNERTZ 1993, 103). In dieser Definition fehlt die übliche Unterscheidung zwischen statischer und dynamischer Maximalkraft.

GROSSER definiert die Maximalkraft wie folgt: „Die Maximalkraft ist die größtmögliche Kraft, die willkürlich gegen einen Widerstand ausgeübt werden kann; sie tritt sowohl in isometrischen als auch in dynamisch-konzentrischen Maximalkontraktionen auf und wird messtechnisch heute an einem unüberwindlichen Widerstand (standardisierte isometrische Kraftmessung) nachgewiesen" (GROSSER 1995, 67).

Bei dieser Definition wird eine Unterscheidung getroffen und dabei die statische Maximalkraft auf einen unüberwindlichen Widerstand bezogen, die dynamische Maximalkraft dagegen auf einen Bewegungsablauf.

Nach diesen beiden Definitionen bezieht sich die Maximalkraft sowohl auf statische als auch auf dynamische Arbeit:

Statische Arbeitgleichbleibende Muskellänge
Muskelspannung verändert sich
Dynamische Arbeit Muskellänge verändert sich
Muskelspannung bleibt gleich

Die Trainingslehre differenziert die Maximalkraft traditionell nach Kontraktionsformen der Muskulatur in eine konzentrische, isometrische und exzentrische Dimension. Die konzentrische Maximalkraft ist geringer als die isometrische und hängt vom Trainingszustand der Sportler ab. Die exzentrische Maximalkraft ist größer als die isometrische und die statische größer als die dynamische (vgl. MARTIN/CARL/LEHNERTZ 1993, 102 f).

Die Maximalkraft kann durch drei Komponenten verbessert werden, von denen sie auch abhängig ist:

1. durch den physiologischen Muskelquerschnitt

2. durch intermuskuläre Koordination (Synergist, Agonist-Antagonist). Hierbei handelt es sich um die Koordination zwischen den Muskeln, die bei einer Bewegung zusammenarbeiten. Durch Training kann ein bis zum Optimum ausgeprägtes Zusammenspiel der Muskeln erreicht werden sowie eine Abnahme der hemmenden Einwirkungen des Antagonisten und dadurch flüssigere und leichtere Bewegungsabläufe. Bei jeder Bewegung des Körpers treten mehrere Muskeln gleichzeitig in Aktion: Beuger und Strecker (Antagonist und Synergist).

3. durch intramuskuläre Koordination (Zusammenspiel der motorischen Einheiten).Hierbei handelt es sich um die Koordination innerhalb des Muskels. Sie ist die mehr oder weniger optimal ausgeprägte Fähigkeit, gleichzeitig mehrere Muskelfasern zu aktivieren und dadurch eine größere Kraft zu erzeugen (in Abhängigkeit vom Trainingszustand).

- Energiebereitstellung

- sporttechnisches Können

- volitive Steuerung und Motivation

- Muskelfaserspektrum

2.6.3.4.2 Die Absolutkraft

Größer noch als die Maximalkraft ist die Absolutkraft. Sie bezeichnet die Maximalkraft zuzüglich der möglichen Kraftreserven. Sie könnte nur eingesetzt werden, wenn alle motorischen Einheiten (Muskelfasern) gleichzeitig kontrahieren. Diese Situation gibt es normalerweise nicht. Sie kann nur unter besonderen Bedingungen (Laborbedingungen durch elektrische Reizung, Hypnose, Todesangst und unter exzentrischen Bedingungen, z. B. beim Abbremsen eines Niedersprungs) mobilisiert werden.

Die Differenz zwischen Absolutkraft und Maximalkraft nennt man *Kraftdefizit*, das je nach Trainingszustand zwischen 30 % bei Untrainierten und 10 % bei Trainierten betragen kann (vgl. WEINECK 1997, 237). In diesem Zusammenhang ist es unerlässlich, auch die relative Kraft zu nennen, die GROSSER (1995) als das Verhältnis von Maximalkraft zum Körpergewicht definiert bzw., die ein Sportler im Verhältnis zu seinem Körpergewicht entwickeln kann. Die relative Kraft dominiert in Sportarten, bei denen keine Fremdgewichte bewegt werden, sondern nur das eigene Körpergewicht (z.B. Ringen, Boxen, Laufen, Geräteturnen). Die relative Kraft kann durch Zu- oder Abnahme der Maximalkraft oder durch Zu- und Abnahme des Körpergewichts verändert werden.

Die Maximalkraft spielt eine wesentliche Rolle im Fußball. Sie wird als wesentliche Voraussetzung der anderen drei Formen betrachtet und stellt quasi die Basiskraft dar. Es gibt einen engen Zusammenhang zwischen dem Niveau der Maximalkraft und dem jeweiligen Ausprägungsgrad der Schnellkraft, dabei muß die Verbesserung der Maximalkraft aber optimal auf die Wettkampfanforderungen des Fußballspieles (im Bereich der Beschleunigungsmuskulatur der Beine) abgestimmt sein. Hierbei ist nicht das Erreichen einer maximal möglichen Kraftleistung, verbunden mit hoher Gewichtszunahme anzustreben, sondern eine Steigerung der relativen Kraft, d. h. ein Kraftzuwachs ohne wesentliche Querschnitts- und Gewichtssteigerungen durch eine intramuskuläre Koordinationsverbesserung. Sie darf die Spieler keinesfalls schwerfällig machen und ihre Schnelligkeit beeinträchtigen. Schließlich ist der Fußballer kein Bodybuilder, sondern vor allem ein vielseitiger Ballkünstler, bei dem Technik und Taktik die überragende Rolle spielen (vgl. WEINECK 1995, 8 ; BISANZ/GERISCH 1988, 88).

2.6.3.4.3 Schnellkraft

Mit Schnellkraft bezeichnet man die Fähigkeit der des Nerv- Muskel Systems, Widerstände mit hoher Kontraktionsgeschwindigkeit zu überwinden, und äußert sich immer ausschließlich dynamisch, sie ist auch ohne eine ausgeprägte Koordination undenkbar, und wird physikalischer Leistung gleichgesetzt als Masse mal Weg in der Zeit.

Die Schnellkraft ist immer disziplin- spezifisch, und in den meisten Sportarten hängen die Ergebnisse davon ab, welche Beschleunigungen bzw. Geschwindigkeiten Sportlerinnen oder Sportler ihrem eigenen Körper bzw. dem Gegner (z.b. im Zweikampfarten), eigenen Körperteilen oder ihrem Sportgerät verleihen können. Sie zeigt sich in verschiedenen Formen zyklisch, etwa als Sprintkraft, oder azyklisch z.b. als Sprung-, Wurf-, Stoß-, Schuß-, Schlag-, oder Zugkraft. Überall, wo die Beschleunigung bedeutsam ist, ist Maximalkraft der wichtigste Bestimmungsfaktor aller Schnellkraftleistungen. Wer diesen Zusammenhang verstanden hat, kann niemals annehmen, daß Krafttraining langsam macht (vgl. BÜHRLE 1985, 104).WEINECK definiert die Schnellkraft wie folgt:

„Die Schnellkraft beinhaltet die Fähigkeit des Nerv- Muskelsystems, den Körper, Teile des Körpers (z. B. Arme, Beine) oder Gegenstände (z. B. Bälle; Kugeln, Speer, Disken etc) mit maximaler Geschwindigkeit zu bewegen" (WEINECK 1997, 238).

GROSSER verstehet die Schnellkraft ähnlich wie WEINECK und definiert sie als, „die Fähigkeit, mittels des neuromuskulären Systems Widerständen (z. B. dem eigenen Körper, Körperteilen oder Sportgeräten) auf einem vorgegebenen Weg oder einer festgelegten Zeit einem hohen Kraftstoß zu erteilen" (GROSSER 1995, 70).

In Abhängigkeit von der Sportart kommt es zu einer unterschiedlichen Gewichtung der Einflussfaktoren auf die Schnellkraft. Nach SCHNABELL/HARRE/ BORDE (1997, 135) setzt sich die Schnellkraft aus zwei Komponenten zusammen:

- Startkraft
- Explosivkraft

Von Startkraft spricht man: wenn in kürzester Zeit eine hohe Geschwindigkeit erreicht werden muß, wie z.B. beim Boxen, Fechten, Sprint oder der Reaktion eines Torwartes in den Sportspielen und in alle reaktionsabhängigen Sportarten. Sie basiert auf Fähigkeit, zum Kontraktionsbeginn möglichst viele motorische Einheiten und damit eine hohe Anfangskraft einsetzen zu können (vgl. SCHNABELL/ HARRE/BORDE 1997, 135; WEINECK 1997, 242).

Explosivkraft wird durch den steilsten Anstieg der Kraft- Zeit- Kurve bestimmt. Sie ist abhängig von der Kontraktionsgeschwindigkeit der motorischen Einheiten der FT-Fasern, der Zahl der kontrahierten motorischen Einheiten und der Kontraktionskraft der rekrutierten Fasern. Bei geringeren Widerständen dominiert die Startkraft, bei einer Erhöhung der Lasten und damit bei längeren Krafteinsatz die Explosivkraft (vgl. WEINECK 1997; 242; LETZELTER 1997; 134).

Die Schnellkraft ist wohl die wichtigste Kraftkomponente des Fußballers, denn das Spiel fordert viele beschleunigende (konzentrische) Krafteinsätze, z.B. beim Schuß, Sprung oder

Antritt, und abbremsende (exzentrische) Krafteinsätze z.B. bei Richtungswechsel und Stops.

2.6.3.4.4 Reaktivkraft

Diese Form der Kraft tritt auf bei Niedersprüngen, Absprüngen mit Anlauf und schnellen Laufschritten (den sog. Reaktivbewegungen), wie sie bei allen Sprüngen in der Leichtathletik (Hoch-, Weit-, Dreisprung), im Volleyballspiel, beim leichtathletischen Sprint, und bei der Bremsbewegung (z.B. beim Landevorgang oder nach Absprung aus erhöhter Position) vorkommen, also bei allen Bewegungen, bei denen die Muskeln die Arbeitsbewegung erbringen müssen und dabei gedehnt und kontrahiert werden. Eine derartige Kombination von exzentrischer (nachgebender) und konzentrischer (überwindender) Kontraktion ist als Dehnungs-Verkürzungs-Zyklus definiert. Hierbei kommt es zunächst zu einer kurzen exzentrischen Dehnung der Muskulatur, bei der zunächst ein eigenständiges Innervations- und Elastizitätsverhalten auftritt. Anschließend folgt eine konzentrische Phase, in die sowohl die Voraktivierung, als auch die gespeicherte elastische Spannungsenergie und die Reflexivität aus der vorhergehenden Phase einfließen. Höhere Kraftwerte entstehen allerdings nur bei einem schnellen Ablauf des Dehnungs-Verkürzungs-Zyklus, d.h. bei geringem Zeitaufwand für die Dehnung und einer schnellen Übergangsphase (Dehnung – Aufhebung der Dehnung – Verkürzung des Muskels durch konzentrische Kontraktion). Dauert diese Phase jedoch zu lange, so verringert sich der potenzierende Effekt der Dehnungsphase. Die Ursache der Verstärkung des Krafteinsatzes im Dehnungs-Verkürzungs-Zyklus liegt in der höheren Anfangsspannung der Muskulatur zu Beginn der konzentrischen Kontraktion, weil deren zentrale Innervation, reflektorisch verstärkt, bereits in der Bremsphase einsetzt. Die Qualität des reaktiven Kraftverhaltens hängt vom Ausprägungsgrad der Maximalkraft (Muskelfaserquerschnitt), den elastischen Eigenschaften der beanspruchten Muskeln, Sehnen und Bändern sowie vom Innervationsverhalten der Muskulatur ab, sie kann als eine Sonderform der Schnellkraft angesehen werden (vgl. GROSSER/STARISCH KA 1998, 43; SCHNABEL/HARRE/BORDE 1997, 136; VERCHOSCHANSKI 1995, 60 ; MEINEL/SCHNABEL 1987, 95).

Ihrer Definition nach ist die Reaktivkraft „die exzentrisch-konzentrische Schnellkraft bei kürzestmöglicher Kopplung (< 200 ms) beider Arbeitsphasen, also in einem Dehnungs-Verkürzungs-Zyklus. Anders ausgedrückt: Reaktivkraft ist die Fähigkeit, einen Impuls im Dehnungs-Verkürzungs-Zyklus zu erzeugen" (GROSSER/STARISCHKA 1998, 44). SCHNABEL/HARRE/BORDE definieren die Reaktivkraft als „Spezifische Kraftfähigkeit; Fähigkeit des Sportlers, im Dehnungs-Verkürzungs-Zyklus eine erhöhte Schnellkraftleistung zu vollbringen" (SCHNABEL/HARRE/BORDE 1997, 137).

In den fußballspezifischen Bewegungsabläufen dominieren beschleunigende (= positiv-dynamische/konzentrische) bzw. abbremsende (= negativ-dynamische/ exzentrische) Kraftmanifestationsformen. Typische Beispiele für Reaktivkraft treten beim Fußballspiel auf. Die Spieler setzen Reaktivkraft beim Richtungswechsel (inklusive Finten), bei abrupten Stops, in der Abfangphase bei Lauf und Sprung, aber auch bei allen muskulären Abfangleistungen, wie z. B. nach einem Torschuß, ein. Bei allen abbremsenden Bewegungen treten in diesem Zusammenhang außergewöhnlich hohe exzentrische Belastungsspitzen auf, die diejenigen der Beschleunigungen bisweilen um ein Vielfaches überschreiten und daher von großer Bedeutung für den Fußballspieler sind (vgl. WEINECK;1995, 8).

2.6.3.4.5 Kraftausdauer

„Kraftausdauer ist die Fähigkeit bei einer bestimmten Wiederholungszahl von Kraftstößen innerhalb eines definierten Zeitraumes die Verringerung der Kraftstoßhöhen möglichst geringzuhalten „(MARTIN/CARL/LEHNERTZ 1993, 109). LETZELTER definiert die Kraftausdauer wie folgt:

„Kraftausdauer ist die Fähigkeit, Kraftleistungen über einen durch die sportliche Tätigkeit bestimmten Zeitraum aufrecht- bzw. den ermüdungsbedingten Abfall im Kraftniveau gering halten zu können" (LETZELTER 1990, 120).

Die Kraftausdauer ist eine Kombinationseigenschaft wie die Schnellkraft, sie ist gemischt aus Kraft und Ausdauer, sie äußert sich statisch und dynamisch. In der Sportpraxis überwiegt die dynamische Arbeitsweise. Die statische Arbeitsweise findet sich beim Schießen oder Abfahrtslauf wieder. Beide Varianten können aber auch kombiniert vorkommen zum Beispiel beim Boxen oder Turnen, sie kann mehr auf Maximalkraft oder mehr auf Schnellkraft orientiert sein. Sportspieler benötigen Sprintkraft und Sprungkraftausdauer, Volleyballspieler und Fußballer benötigen Schlagkraft- bzw. Schußkraftausdauer. Die Kraftausdauer spielt vor allem beim Aufbau der Kondition des Fußballers, insbesondere im Bereich der Haltemuskulatur (Bauch und Rückenmuskeln) des Rumpfes eine wichtige Rolle. Die Kraftausdauer stellt in der Sonderform der Schnellkraftausdauer dar. Sie ist in all den Sportarten von außergewöhnlicher Bedeutung, in denen über einen längeren Zeitraum schnellkräftige Extremitäten- oder Rumpfbewegungen leistungs- (mit)-bestimmend sind, wie z.B. beim Fußballer (vgl. WEINECK 1997; 243).

2.6.3.3 Bedeutung der Kraft für den Fußballspieler

Der Fußballspieler benötigt die Kraft unter vielfältigen Gesichtspunkten :

1. Zur Effektivierung bzw. Perfektionierung technisch-konditioneller Fertigkeiten, wie z.B. Finten, Dribbeln etc.). Für den Fußballspieler ist die Rumpfmuskulatur von besonderer Wichtigkeit. Der Rumpf muß ein fixes „Widerlager" für alle Bewegungen der Beine darstellen. Wenn die Rumpfmuskulatur nicht ausreichend entwickelt ist und der Rumpf z.B. bei der Ballkontrolle, innerhalb eines Zweikampfes oder bei einem langen Pass nicht ausreichend muskulär zu stabilisieren ist, dann leidet die Präzision der technischen Aktion.

2. Als Verletzungsprophylaxe (Verbeugung gegenüber Sportverletzungen). Eine gut bzw. ausreichend ausgeprägte Muskulatur bildet den effizientesten Schutz des Bewegungsapparates vor Verletzungen. Kapseln und Bänder sind ohne kräftige Muskeln niemals in der Lage, die enormen Kräfte, die im Wettspiel auf den Bewegungsapparat einwirken, abzufangen.

3. Schnelligkeit ist neben weiteren Faktoren ganz besonders von der (Maximal-)Kraft abhängig. Neben der Schnelligkeit wird von einer ausreichenden Kraf-

tentwicklung ebenso auch die Schnellkraft positiv beeinflußt – im temporeichen Spiel von heute eine besonders wichtige Eigenschaft.

4. Als Haltungsprophylaxe. Eine ausreichend entwickelte Haltemuskulatur (Bauch- und Rückenmuskulatur) hilft bei der Vermeidung von Kreuzschmerzen, die für den Fußballer typisch sind und deren Ursache in einer unzureichend ausgebildeten Bauch- und Rückenmuskulatur zu finden sind. Sie ist ferner oftmals auch Ursache für Verletzungen.

5. Verbesserung des Durchsetzungsvermögens bzw. erfolgreicheren Zweikampfverhaltens (Rempeln, Tackeln, Umspielen des Gegenspielers etc.)

6. Als Kompensationstraining zur Kräftigung von Muskeln, die zur Abschwächung neigen im Gegensatz zu anderen Muskeln, die eher zur Verkürzung neigen. Beim Fußballspieler können immer wieder dieselben Schwachpunkte auftreten, wie z. B. Schultergürtel- und Oberkörpermuskulatur, Fußmuskulatur, rumpfstabilisierende Muskulatur und kniegelenkbeugende Muskulatur.

7. Als Ausgleichstraining zur Kräftigung der Antagonisten, um muskuläre Dysbalancen zu vermeiden.

8. Als Voraussetzung für eine bessere Belastungsverträglichkeit bzw. als Basis für die Durchführung effektiver Trainingsmethoden (wie z.B. die plyometrische Methode etc.)

9. Als Ergänzungstraining zur Kräftigung kleinerer Muskelpartien, die als Synergisten (sie arbeiten im gleiche Sinne wie die Hauptmuskeln) beim Vollzug der Wettkampfbewegung (z. B. Sprung, Schuß) bedeutsam sind, aber durch die üblichen Belastungsformen gefordert und gefördert werden (vgl. FASS/ FREIWALD JÄGER 1994, 12; HARRE/HAUPTMANN 1983, 209; WEINECK 1998; 203; LEHMANN 1991, 16; BISANZ 1989, 25; BISANZ/ GERISCH 1988, 88 sowie GROSSER/EHLENZ 1984, 4).

2.6.4 Schnelligkeit

Viele sportliche Disziplinen sind heute durch höhere Bewegungsgeschwindigkeit gekennzeichnet. Sie ist das entscheidende Merkmal der meisten erfolgreichen Sportaktionen, beispielsweise der Spieler in den Sportspielen, der Leichtathleten, der Boxer, der Ringer, der Fechter u. a.. Sie alle zeichnen sich zwar durch eine hohe Schnelligkeitsausprägung aus, unterscheiden sich jedoch in vielfacher Hinsicht in ihrer sportartspezifischen Schnelligkeit voneinander. Die Schnelligkeit stellt eine komplexe Eigenschaft dar. Sie ist eine Komponente der sportlichen Leistung, und keine reine konditionelle Fähigkeit, sondern eine kombiniert psychisch-kognitiv-koordinativ-konditionelle, die teilweise auf energetischen Mechanismen, in hohem Maße jedoch auf zentralnervösen Steuerungsprozessen beruht. Im Sport tritt die Schnelligkeit nie isoliert auf, sondern ist stets nur ein Teil eines Ganzen (Grundlage einer schnellen Bewegung). Sie gewinnt in Wettkämpfen, in Spielen und in Turnieren eine immer stärkere Bedeutung, obwohl sie sportwissenschaftlich bis heute nicht voll überzeugend geklärt und nur in Ansätzen erforscht ist (vgl. GROSSER/ZINTL 1994,89; MARTIN/CARL/LEHNERTZ 1991, 147; WEINECK 1997, 3959).

Die Schnelligkeit kann aus physikalischer und physiologischer Sicht definiert werden. Physikalisch wird die Schnelligkeit als Geschwindigkeit gemessen und mit dem Verhältnis Weg pro Zeit ausgedrückt.

$$\text{Geschwindigkeit (V)} = \frac{\text{Strecke (s)}}{\text{Zeit (t)}} \text{ in m/s.}$$

Physiologisch wird Schnelligkeit definiert als die Fähigkeit, aufgrund der Beweglichkeit der Prozesse des Nervensystems und des Muskelapparates Bewegungen in einer optimalen Zeiteinheit durchzuführen. Die Schnelligkeit ist eine der wichtigsten Komponenten des fußballerischen Leistungsvermögens, wobei der Stellenwert durch den Trend im Spitzenfußball zu einer tempoorientierten Spielweise weiter wächst. Spitzenspieler müssen deshalb über herausragende Schnelligkeitseigenschaften verfügen, weil oft die Schnelligkeit eines Spielers über Sieg oder Niederlage der Mannschaft entscheidet. Denn, nur wer um einen Schritt schneller am Ball ist, kann möglicherweise den spielentscheidenden Treffer erzielen oder verhindern (vgl. WEINECK 1995, 3).

SCHNABEL/HARRE/BORDE sehen in der Schnelligkeit eine „Koordinativ-konditionell determinierte Leistungsvoraussetzung, um in kürzester Zeit auf Reize zu reagieren bzw. Informationen zu verarbeiten sowie Bewegungen oder motorische Handlungen unter erleichterten und/oder sportartspezifischen Bedingungen mit maximaler Bewegungsintensität ausführen zu können, wobei durch eine sehr kurze Belastungsdauer eine Leistungslimitierung durch Ermüdung ausgeschlossen wird" (SCHNABEL/HARRE/BORDE 1997, 140).

GROSSER definiert die Schnelligkeit wie folgt: „Schnelligkeit im Sport ist die Fähigkeit, mittels kognitiver Prozesse, maximaler Willenskraft und der Funktionalität des Nerv-Muskelsystems maximale Reaktions- und Bewegungsgeschwindigkeiten unter bestimmten gegebenen Bedingungen zu erzielen" (GROSSER 1991, 13).

BENEDEK/PALFAI beschreiben die Schnelligkeit des Fußballers wie folgt:

„Die Schnelligkeit des Fußballspielers ist eine recht vielseitige Fähigkeit. Dazu gehören nicht nur das schnelle Reagieren und Handeln, der schnelle Start und Lauf, die Schnelligkeit der Ballbehandlung, das Sprinten und Abstoppen, sondern auch das schnelle Erkennen und Ausnutzen der jeweils gegebenen Situation" (BENEDEK/PALFAI 1980,10).

Eine Erweiterung dieser Definitionen, die die Schnelligkeit des Fußballers beschreiben wird von BAUER gegeben. Er definiert die Schnelligkeit des Fußballers wie folgt:

„Die Schnelligkeit des Spielers stellt ein komplexe Eigenschaft dar, die sich aus unterschiedlichen psychophysischen Teilfähigkeiten zusammensetzt, nämlich:

1. Fähigkeit zur Wahrnehmung von Spielsituationen und ihrer Veränderungen in möglichst kurzer Zeit = Wahrnehmungsschnelligkeit

2. Fähigkeit zur geistigen Vorwegnahme der Spielentwicklung und insbesondere des Verhaltens des direkten Gegenspielers in möglichst kurzer Zeit = Antizipationsschnelligkeit

3. Fähigkeit, sich in kürzester Zeit für eine der potentiell möglichen Handlungen zu entscheiden = Entscheidungsschnelligkeit

4. Fähigkeit zur schnellen Reaktion auf nicht vorhersehbare Entwicklungen des Spiels = Reaktionsschnelligkeit

5. Fähigkeit zur Ausführung von zyklischen und azyklischen Bewegungen ohne Ball in hohem Tempo = zyklische und azyklische Bewegungsschnelligkeit

6. Fähigkeit zur schnellen Ausführung spielspezifischer Handlungen mit Ball unter Gegner- und Zeitdruck = Aktionsschnelligkeit" (BAUER 1990,70).

7. Fähigkeit, schnellstmöglich und effektiv im Spiel zu handeln unter komplexer Einbeziehung seiner kognitiven, technischen- taktischen und konditionellen Möglichkeiten = Handlungsschnelligkeit" (1990, 70).

Nach all diesen verschiedenen Definitionen gibt es eine Definition von WEI-
NECK, die alle anderen zusammenfaßt. Sie lautet:

„Die motorische Schnelligkeit stellt sich somit als eine psychisch-kognitiv-
koordinativ-konditionelle Fähigkeit dar, die genetischen, lern- und entwicklungs-
bedingten, sensorisch-kognitiv-psychischen, neuronalen sowie tendo-muskulären
und energetischen Einflussgrößen ausgesetzt ist" (WEINECK1997, 397).

2.6.4.1 Arten der Schnelligkeit

Schnelligkeit manifestiert sich im Sport in unterschiedlichen Erscheinungsformen,
sie werden unterschieden in reine bzw. elementare Schnelligkeitsfähigkeit und in
komplexe Schnelligkeitsfähigkeit. Die Reaktionsschnelligkeit ist eine Sonderform
der Schnelligkeit. Diese Unterscheidung orientiert sich sowohl an Erfahrungen aus
der Sportpraxis als auch an neuesten wissenschaftlichen Erkenntnissen (vgl.
GROSSER/STARISCHKA 1998, 88; SCHNABEL/HARRE/BORDE 1997, 141;
WEINECK 1997, 396; GROSSER/ZINTL 1994, 90; SCHIFFER 1993, 6). Die
motorische Schnelligkeit unterscheiden GROSSER/ZINTL in Reaktionsschnelligkeit, elementare Schnelligkeitsfähigkeit und komplexe Schnelligkeitsfähigkeit
(siehe Abb. 9).

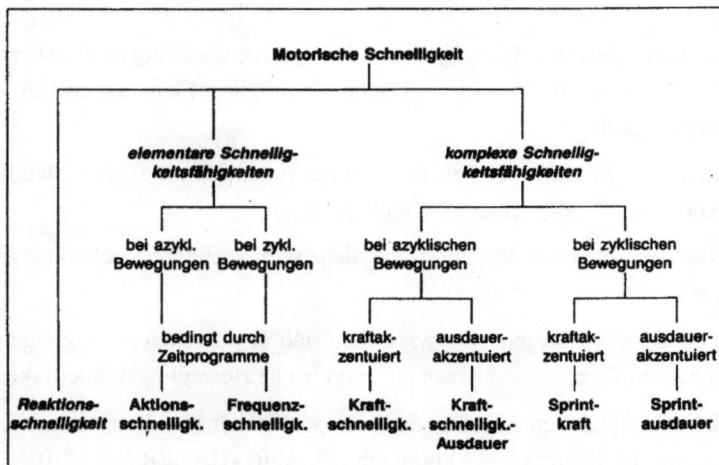

Abb. 9: Die motorische Schnelligkeit und ihre Unterteilung (nach GROSSER/ZINTL 1994, 92)

2.6.4.1.1 Reaktionsschnelligkeit

Als Reaktionsschnelligkeit wird die Fähigkeit bezeichnet, in kürzester Zeit auf einen Reiz (oder eine Information) zu antworten oder zu reagieren (unter Berücksichtigung der Latenzzeit, der Reaktionszeit und der Antizipationsfähigkeit). Reize werden auch als Signale bezeichnet, die im Sport optischer (z.B. Motorrennsport, anfliegender Ball in Sportspielen, Box- und Fechtsport), akustischer (z.B. Startschuß in Sprint- und Laufdisziplinen), taktiler (z.B. im Ringkampf und Judo), kniästhetischer (z.B. im Gerätturnen, Wasserspringen etc.) Art sein können.

Die Reaktionsschnelligkeit wird differenziert in: Einfachreaktion und Auswahlreaktion.

Die Einfachreaktion verlangt auf ein bestimmtes Signal eine bestimmte Reaktion (Start nach einem akustischen Signal wie im Rudern Schwimmen und leichtathletischen Laufdisziplinen). Die Auswahlreaktion hingegen verlangt je nach Reizauslösung eine der Situation angepaßte Reaktion vom Sportler, das heißt, daß sich der Spieler aus einer Vielzahl von möglichen Lösungsvarianten für die günstigste – und dies in möglichst kurzer Zeit – entscheiden muß. In den Spielsport- und Kampfsportarten dominieren die Reaktionen auf ein sich bewegendes Objekt (z.B. Ball, Gegen-/Mitspieler, Waffe oder Fäuste des sportlichen Gegners; vgl. GROSSER/STARISCHKA 1998, 93; SCHNABEL/HARRE/BORDE 1997, 142 ff).

2.6.4.1.2 Elementare Schnelligkeit

Als elementare Schnelligkeitsformen werden unterschieden:

1. Aktionsschnelligkeit = die Fähigkeit, azyklische Bewegungen mit höchster Geschwindigkeit gegen geringe Widerstände (z.B. Beinanreißen, Tischtennisschlag) auszuführen.

2. Frequenzschnelligkeit = die Fähigkeit, zyklische Bewegungen mit höchster Geschwindigkeit gegen geringe Widerstände (z.B. Skippings, Tappings, fliegende Sprints) auszuführen. Diese elementare (reine) Schnelligkeit wird hauptsächlich von den elementaren Zeitprogrammen bestimmt und ist damit in erster Linie von der Qualität neuromuskulärer Steuer- und Regelprozesse und von genetischen Faktoren abhängig.

2.6.4.1.3 Komplexe Schnelligkeitsfähigkeit

Die komplexe Schnelligkeitsfähigkeit tritt bei Bewegungen gegen größere äußere Widerstände und bei Bewegungen mit ermüdungsbedingtem Leistungsabfall zutage. Zu den komplexen Schnelligkeitsfähigkeiten gehören:

1. Kraftschnelligkeit. Sie bezeichnet die Schnelligkeitsleistung gegenüber größeren Widerständen in azyklischen Bewegungen (z.B. Absprung nach Anlauf, Kugelstoß, Armausstoß, Speerabwurf; Synonym: Schnellkraft).

2. Kraftschnelligkeitsausdauer (= Schnellkraftausdauer). Sie stellt eine der wichtigsten leistungsbestimmenden Kraftfaktoren für den Fußballer dar. Sie ermöglicht dem Fußballer, über einen längeren Zeitraum (etwa ein 90-minütiges Spiel) schnellkräftig zu agieren, ohne wesentliche sonderliche Einbußen in der Schuß-, Sprung- und Startkraft (vgl. WEINECK 1995, 9). Die Kraftschnelligkeitsausdauer bezeichnet die Widerstandsfähigkeit gegen ermüdungsbedingten Geschwindigkeitsabfall bei azyklischen Schnellkraftbewegungen (z. B. häufige Würfe nacheinander oder wiederholte Kampfaktionen).

3. Sprintkraft. Sie bezeichnet Schnelligkeitsleistungen gegenüber Widerständen in zyklischen Bewegungen (z.B. Beschleunigungsfähigkeit beim Sprintlauf, Radfahren, Rudern).

4. Sprintausdauer (= maximale Schnelligkeitsausdauer). Hierunter wird die Widerstandsfähigkeit gegen einen ermüdungsbedingten Geschwindigkeitsabfall bei maximalen Schnelligkeitsleistungen in zyklischen Bewegungen verstanden.

2.6.4.2 Bedeutung der Schnelligkeit und ihrer Teilfähigkeiten für den Fußballspieler

Die Schnelligkeit mit ihren verschiedenen Teilfähigkeiten stellt eine der wichtigsten Komponenten der fußballspezifischen Leistungsfähigkeiten dar. Die weltbesten Spieler verfügen nicht nur über herausragende technisch-taktische Eigenschaften, sondern auch über eine ausgezeichnet entwickelte Schnelligkeitsfähigkeit. Im Fußballspiel, sowohl im Angriff als auch in der Abwehr, entscheidet die Schnelligkeit und ihre Teilfähigkeiten oftmals über Sieg oder Niederlage der Mannschaft. Einen Schritt schneller, eine Fußspitze früher oder ein Sekundenbruchteil eher am Ball entscheiden unter Umständen das spielentscheidende Tor (vgl. WEINECK 1995, 64; WEINECK 1998, 379).

Mit der weltweiten Tendenz, Spieldynamik und Spieltempo zu erhöhen, wachsen auch die Anforderungen an die Schnelligkeit und ihre verschiedenen Teileigenschaften. Dies erfordert eine genaue Kenntnis der einzelnen schnelligkeitsbestimmenden Faktoren als Voraussetzung für ihre Entwicklung. Abb.10 von WEINECK zeigt die Schnelligkeit des Fußballers und ihre komplexen Eigenschaften, die sich aus unterschiedlichen psychophysischen Teilfähigkeiten zusammensetzt.

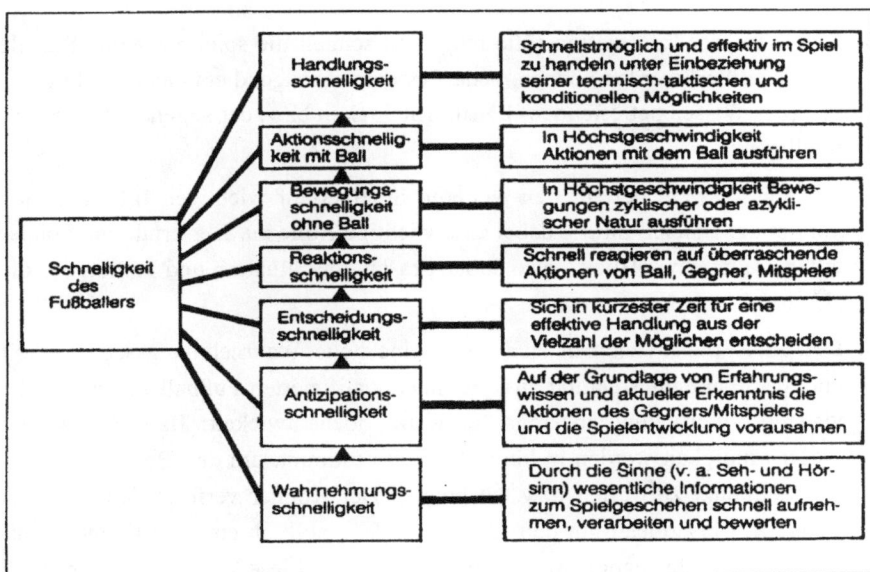

Schnelligkeit des Fußballers		
	Handlungs-schnelligkeit	Schnellstmöglich und effektiv im Spiel zu handeln unter Einbeziehung seiner technisch-taktischen und konditionellen Möglichkeiten
	Aktionsschnelligkeit mit Ball	In Höchstgeschwindigkeit Aktionen mit dem Ball ausführen
	Bewegungs-schnelligkeit ohne Ball	In Höchstgeschwindigkeit Bewegungen zyklischer oder azyklischer Natur ausführen
	Reaktions-schnelligkeit	Schnell reagieren auf überraschende Aktionen von Ball, Gegner, Mitspieler
	Entscheidungs-schnelligkeit	Sich in kürzester Zeit für eine effektive Handlung aus der Vielzahl der Möglichen entscheiden
	Antizipations-schnelligkeit	Auf der Grundlage von Erfahrungswissen und aktueller Erkenntnis die Aktionen des Gegners/Mitspielers und die Spielentwicklung vorausahnen
	Wahrnehmungs-schnelligkeit	Durch die Sinne (v. a. Seh- und Hörsinn) wesentliche Informationen zum Spielgeschehen schnell aufnehmen, verarbeiten und bewerten

Abb. 10: Teileigenschaften der Schnelligkeit und ihre Bedeutung für die Leistungsfähigkeit des Fußballers (nach WEINECK 1998, 378).

2.6.4.2.1 Wahrnehmungsschnelligkeit

Unter Wahrnehmungsschnelligkeit wird „die Fähigkeit zur Wahrnehmung von bestimmten Spielsituationen und deren Veränderungen in möglichst kurzer Zeit" (BAUER 1990, 70) verstanden. Der Spieler muß permanent aus einer Fülle von optischen und akustischen Reizen diejenigen auswählen, die für die Lösung von taktischen Spielsituationen von Bedeutung sind. WEINECK (1998, 379) beschreibt die Bedeutung der Wahrnehmung für das Fußballspiel wie folgt:

1. Der Fußballspieler muß im gesamten Spielverlauf ständig aus einer Fülle von verschiedenen Sinnesinformationen – im Vordergrund stehen optische und

akustische Reize – schnellstmöglich die für die taktische Bewältigung der jeweiligen Spielsituation wichtigsten Informationen herausfiltern.

2. Aus der „unendlichen" Fülle von Informationen, die der Fußballer innerhalb eines Spiel erhält, gelangt nur ein Bruchteil in das Bewußtsein und wird mit entsprechenden Reaktionen bzw. Aktionen beantwortet. Nur etwa ein Millionstel dessen, was die Sinne registrieren, wird vom Bewußtsein registriert. (vgl. PÖHLMANN 1985, 115).

3. Damit aus der Informationsfülle möglichst schnell die spielrelevanten Signale herausgefiltert werden können, bedarf es einer genügend entwickelten kognitiven (das Wissen betreffenden) Leistungsfähigkeit bzw. der sogenannten „Spielintelligenz".

4. Für die Auswahl der für den weiteren Spielverlauf wichtigen Informationen kommt der Spielerfahrung dabei eine wichtige Rolle zu. Der erfahrene Spieler erkennt auf „einen Blick", also äußerst rasch, die Situation und verliert nie die „Übersicht".

5. Der gute Spieler zeichnet sich durch eine hohe Wahrnehmungsschnelligkeit und Wahrnehmungsqualität aus. Bei hochqualifizierten Fußballspielern ist die visuelle Verarbeitung dynamischer Reize hochentwickelt: Ballrichtung und -geschwindigkeit werden in kürzester Zeit bestimmt, um den Ball zum richtigen Zeitpunkt zu treffen bzw. zu fangen. Der Könner verfolgt den Flug des Balls nicht bis zuletzt mit den Augen, sondern stellt ab einer bestimmten Entfernung diese Bewegungswahrnehmungen ein: auf diese Weise hat er den Blick frei für Mit- und Gegenspieler, was „kreative" und blitzartige Folgeaktionen eröffnet.

6. Der schwache Fußballer hingegen ist bis zum Schluß auf den Ball fixiert und übersieht dadurch oftmals den „völlig freistehenden" Mitspieler (vgl. OEHSEN 1987, 75).

7. Für die Wahrnehmungsschnelligkeit spielen neben der kognitiven Leistungsfähigkeit und der damit eng gekoppelten Spielerfahrung noch der Motivationsgrad, die Aufmerksamkeit (gestreut oder zentriert) und der psychische Anspannungszustand eine wichtige Rolle.

8. Es ist bekannt, daß die Wahrnehmung bei zu starker Aufgeregtheit („Lampenfieber", Übererregtheit) beeinträchtigt wird. Aufgrund des dabei auftretenden, zu hohen Stresshormonanstiegs als Ausdruck der hohen psychischen bzw.

emotionalen Belastung kommt es zu einer Steigerung technisch-taktischer Fehlhandlungen und zu einem verstärken Foulspiel. Die Wahrnehmungs- schnelligkeit darf aus diesem Grund nicht ausschließlich unter dem zeitlichen Aspekt (möglichst schnell) gesehen werden, sie muß auch unter einem qualita- tiven Aspekt beurteilt werden.

9. Da die Wahrnehmungsfähigkeit nicht separat, sondern immer komplex (vor allem im Spiel) mit den anderen Teilfähigkeiten der Schnelligkeit geschult wird, sei hier nicht gesondert auf ihre Methoden bzw. Inhalte eingegangen.

2.6.4.2.2 Antizipationsschnelligkeit

Unter Antizipationsfähigkeit wird das Vermögen des Spielers verstanden, auf- grund einer Wahrscheinlichkeitsprognostik den Verlauf und das Ergebnis einer Handlung, aber auch den Zeitpunkt rechtzeitig vorherzusehen und zweckentspre- chende Folgeoperationen zu programmieren (vgl. PÖHLMANN/KIRCHNER/ WOHLGEFAHRT 1979, 899).

Die Antizipationsschnelligkeit kann auch als die Fähigkeit, die weitere Entwick- lung einer Spielhandlung vorauszuahnen und im Voraus zu planen, beschrieben werden. Die Effizienz vieler Spielaktionen basiert beim Fußballer u.a. auf dem schnellen Erkennen des Balls oder der Bewegungen des Balls bzw. der Mit- und Gegenspieler, da eine frühzeitige Antizipation eine frühzeitige Planung der eige- nen Reaktion ermöglicht, insbesondere für die Reaktion des Torwarts beim Elf- meterschießen (vgl. WEINECK 1998, 381 ff; BAUER 1990, 70). Die Antizipa- tionsfähigkeit hängt in hohem Maße von der Spielerfahrung bzw. der „Spielintel- ligenz" des einzelnen Fußballspielers ab. Beispielsweise weiß der routinierte Spie- ler aufgrund seiner Erfahrung, wie sich eine Spielsituation mit größter Wahr- scheinlichkeit entwickeln wird. Er greift automatisch zum rechten Zeitpunkt mit den geeigneten Mitteln und einem situationsgerechten Lösungsprogramm in das Spiel ein. Er ist im Verlauf der gesamten Spielzeit „am Ball". Wenn er keinen un- mittelbaren Ballkontakt hat, ist er in den seltensten Fällen von einer neuen Spiel- situation überrascht. Daher hat er mehr Zeit zu agieren und reagieren. Abb. 11 gibt eine Übersicht über die Anforderungen an die Antizipationsfähigkeit in der sport- lichen Spieltätigkeit.

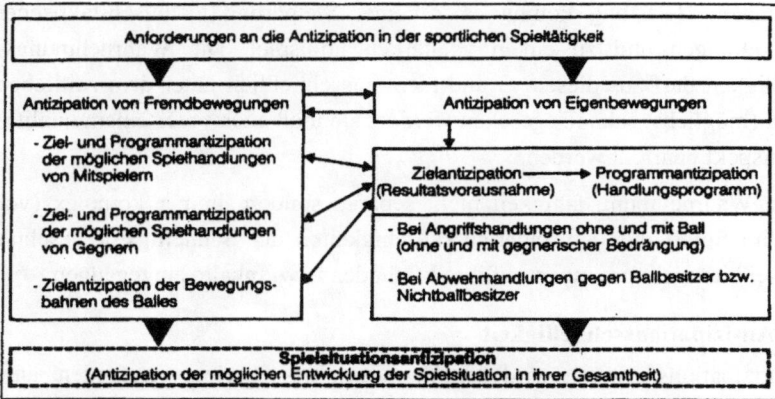

Abb. 11: Anforderungen an die Antizipation im Sportspiel (nach KONZAG/KRUG/LAU 1988,189)

2.6.4.2.3 Entscheidungsschnelligkeit

Wie bei der Wahrnehmungs- und Antizipationsschnelligkeit spielt auch bei der Entscheidungsschnelligkeit die Erfahrung eine wichtige Rolle. Viele Tore wurden nicht geschossen, weil ein Spieler zu lange zögerte, sich nicht entscheiden konnte oder unentschlossen war. Im Fußball gibt es entscheidungsfreudige Spieler, aber auch die ewigen Zauderer, die sich nie zu etwas entschließen können, d. h. neben der Erfahrung ist auch die individuelle Disposition wichtig. Der erfahrene Spieler kann aufgrund seiner besser entwickelten Fähigkeit zur richtigen Einschätzung der Effektivität der zur Auswahl stehenden Entscheidungsalternativen eine Entscheidungseingrenzung vollziehen, was den Entscheidungsprozeß vereinfacht und verkürzt (vgl. WEINECK 1995, 7).

Wie die tachistoskopischen Untersuchungen von SCHELLENBERGER (1985, 238) zeigen, zeichnen sich erfahrene und höher qualifizierte Spieler dadurch aus, daß sie schneller und sicherer entscheiden können als jüngere, unerfahrene und spielerisch schwächere Spieler. Die Männer weisen im Mittel eine Entscheidungszeit von 1,945 s, die Junioren von 2,077 s und die Jugendlichen von 2,283 s auf. Da die Handlungsgeschwindigkeit maßgeblich von der Schnelligkeit und Richtigkeit von Entscheidungsprozessen abhängig ist – alle Angriffs- und Abwehrhandlungen des Fußballers stellen situativ zu lösende Entscheidungshandlungen dar –

kommt ihrer konsequenten Schulung in Theorie und Praxis eine für die Spielfähigkeit entscheidende Bedeutung zu (vgl. WEINECK 1998, 386).

Die kognitiven Komponenten, vor allem Ziel- und Programmentscheidungen, beeinflussen die Ablaufgeschwindigkeit und die Qualität des Handlungsresultates in enger Verbindung mit der Richtigkeit der Entscheidungen. Die Handlungsgeschwindigkeit hat daher einen wichtigen Einfluß auf die Güte der sportlichen Spielhandlung (vgl. KONZAG 1983, 592). Abbildung 12 vermittelt einen Einblick in die Komplexität der psychischen Handlungsregulation und verweist auf die Stellung der Entscheidungsfähigkeit innerhalb dieses Gesamtgefüges.

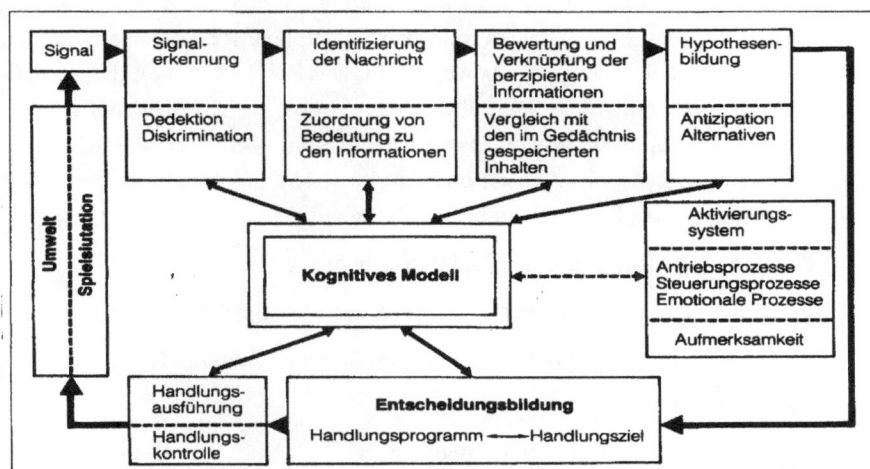

Abb. 12: Kognitives Modell der Informationsaufnahme und Verarbeitung (aus WEINECK 1998; 385 verändert nach KONZAG 1983, 593).

2.6.4.2.4 Reaktionsschnelligkeit

Unter Reaktionsschnelligkeit wird die Fähigkeit zur Schnellen Reaktion auf nicht vorhersehbare Entwicklungen des Spieles verstanden. Sie ist eine komplexe Teileigenschaft der Schnelligkeit und stellt für den Fußballspieler einen mitentscheidenden Faktor der fußballspezifischen Leistungsfähigkeit dar. Die Reaktionsschnelligkeit als Resultat der Situationserkennungs-, Analyse und Entscheidungsprozesse beruht auf Wahrnehmungs-, Antizipations- und Entscheidungsschnelligkeit. Unterschieden wird in einfache Auswahlreaktion und komplexe Handlungsreaktion. Einfache Reaktionen werden überwiegend durch erbdominante Prozesse, Wahlreaktionen und komplexe Reaktionen vorrangig durch Training beinflußt (vgl. WEINECK 1995,8 ; BAUER 1990, 70).

Unter einfachen Reaktionsbewegungen werden solche Bewegungen verstanden, die durch sehr kleine Bewegungen eines Körperteils z.B. Tastendruck des Finger oder des Fußes charakterisiert sind.

Unter komplexe Reaktionsbewegungen fallen Teil- oder Ganzkörperbewegungen. Hierbei werden z.B. Sprintläufe bis 5m, kurze Startbewegungen aus verschiedenen Ausgangsstellungen und kurze Antrittsbewegungen angeführt, die mit sehr schnell auszuführenden Koordinationsanforderungen kombiniert sind (vgl. VILKNER 1982, 198 f). Für den Fußballspieler sind dabei komplexe Reaktionsbewegungen typisch, also Teil- oder Ganzkörperbewegungen. Die Reize (Signale), die im Fußball auf den Spieler einwirken, sind überwiegend optischer Art. Reaktionen werden häufig durch optische Reize ausgelöst, die vom Verhalten der Mit- und Gegenspieler ausgehen (z.B. Abspiel und Antritt des Mitspieler als Aufforderung zum Doppelpaß, Finten des Gegners im Dribbling etc.).

Im Fußball benötigt der Spieler die Reaktionsschnelligkeit:

- als Torwart oder Abwehrspieler in vielen „torgefährlichen" Situationen

- beim sich Lösen vom Gegner („Gehen" zum richtigen Zeitpunkt)

- beim Fintieren und Reagieren auf Finten

- beim schnellen Starten in freie Räume

- beim Tackling

- beim blitzschnellen Folgen des Gegenspielers

- bei weiteren unerwartet auftretenden Situationen wie abgefälschten Bällen, die z.B. vom Torpfosten in das Spielfeld zurückspringen. Im Fußball sind reaktionsauslösende Signale aufgrund rascher situativer Veränderungen, Täuschungen und Bewegungsvariationen weder zeitlich noch räumlich eindeutig determiniert (vgl. GABRIEL 1991, 27).

Die Reaktionsschnelligkeit wird von verschiedenen Einflussfaktoren mitbestimmt:

- von der Art der Reaktion

- vom Geschlecht

- vom Alter

- von Motivation bzw. Wachheitszustand und der damit verbundenen Konzentration

- von der Konstitution

- von Emotionen und psychischen Spannungszuständen

- von der Reizintensität

- vom jeweiligen Trainingszustand und der allgemeinen körperlicher Leistungsfähigkeit

- von der Tageszeit

- von der beteiligten Muskulatur (vgl. WEINECK 1995, 8 und 1998, 395 f).

2.6.4.2.5 Bewegungsschnelligkeit ohne Ball

LETZELTER beschreibt die Bewegungsschnelligkeit wie folgt:

„Die Bewegungsschnelligkeit wird als Fähigkeit verstanden, mit Hilfe der Beweglichkeit des zentralen Nervensystems und des Muskelapparats Bewegungen in minimalen Zeiteinheiten durchzuführen" (LETZELTER 1997, 195).

BAUER versteht die Bewegungsschnelligkeit des Fußballers als

„die Fähigkeit zur Ausführung von azyklischen und zyklischen Bewegungen in hohem Tempo" (BAUER 1990, 70).

Die Bewegungsschnelligkeit ohne Ball läßt sich in die azyklische und zyklische Bewegungsschnelligkeit unterteilen, wie Abbildung 13 deutlich macht.

90

<table>
<tr><td colspan="2" align="center">**Bewegungsschnelligkeit ohne Ball**</td></tr>
<tr><td>**Azyklische Bewegungsschnelligkeit**

= Schnelligkeit von einzelnen Teilen des Körpers = Schnelligkeit von Einzelaktionen</td><td>**Zyklische Bewegungsschnelligkeit**

= Schnelligkeit des gesamten Körpers unter Zurücklegung einer Wegstrecke = Fortbewegungsschnelligkeit</td></tr>
</table>

Beispiele aus der Fußballpraxis:

- Stoppbewegungen
- Körperfinten
- Tacklings
- Sprünge
- Drehungen
- Richtungswechsel (Hakenschlagen)

- Lauf zum Ball, Mitspieler, Gegner
- Sichlösen vom Gegner
- Starten in den freien Raum
- Lauf zum Sprung oder Hechtkopfball
- Lauf des Torwarts zum Sprung bei der Torabwehr

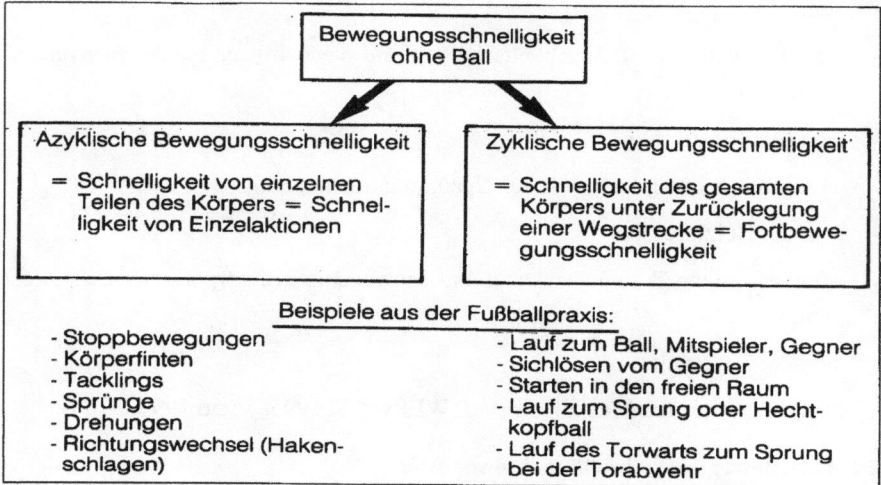

Abb. 13: **Bewegungsschnelligkeit ohne Ball und ihre Subkategorien im Bezugsfeld fußballspezifischer Handlungen (nach WEINECK 1998, 399).**

Azyklische Bewegungsschnelligkeit

Die azyklische Bewegungsschnelligkeit nach LETZELTER (1997, 197) ist durch eine explosive maximale Kontraktionsgeschwindigkeit der beteiligten Muskulatur gekennzeichnet. Bei azyklischen Bewegungsabläufen (z.B. Schuß, Sprung, Kopfball, Tackling etc.) wird die gemeinte Geschwindigkeit auch Aktions- oder Bewegungsschnelligkeit genannt. Sie ist für viele Sportdisziplinen, wie z.B. Basketball, Volleyball, Fußball, Boxen, Tennis usw. erforderlich.

Zyklische Bewegungsschnelligkeit

Im Zentrum der Ausführungen über die Bewegungsschnelligkeit ohne Ball steht die zyklische Bewegungsschnelligkeit. Diese Geschwindigkeit läßt sich aus fußballspezifischer Sicht noch in Grundschnelligkeit, Sprintausdauer und Schnelligkeitsausdauer unterteilen. Diese Bewegungen zeigen sich bei explosiven Spurts beim Freilaufen und Überlaufen des Gegners, in Dribblings, Antrittes beim Doppelpaß ebenso, wie u. a. bei zahlreichen Abwehraktionen.

Die Grundschnelligkeit ist identisch mit der Antrittsschnelligkeit oder Sprintkraft. Die Antrittsschnelligkeit ist von überragender Bedeutung für ein erfolgreiches Angriffs- und Abwehrspiel und für ein effektives Zweikampfverhalten. Sie stellt die wohl wichtigste zyklische Schnelligkeitskomponente dar (vgl. WEINECK 1995, 64; BISANZ/GERISCH 1988, 113). Die Antrittsschnelligkeit ist mitentscheidend für das Durchsetzungsvermögen bzw. die Zweikampfstärke undeffektivität. Bei der Weltmeisterschaft 1990 in Italien siegte die deutsche Mannschaft u.a. auch deshalb, weil sie aufgrund der großen Schnelligkeit ihrer Spieler die Zweikämpfe gewann (vgl. LOY 1990, 24 f; siehe auch Abbildung 14).

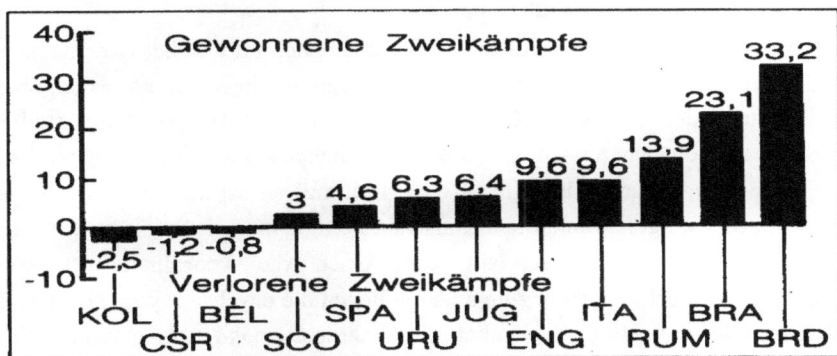

Abb. 14: **Die zweikampfstärksten Mannschaften der Weltmeisterschaft 1990 in Italien. Die Zweikampfstärke ergibt sich aus den jeweiligen Differenzen von gewonnen und verlorenen Zweikämpfen (nach LOY 1990, 24).**

Sprintausdauer ist von der Grundlagenausdauer und der Erholungsfähigkeit abhängig Sie beinhaltet das Vermögen, über die gesamte Spielzeit schnelle Antritte ohne sonderliche Geschwindigkeitseinbußen absolvieren zu können. Diese Sprints liegen meisten im Bereich bis zu 25m. Wie die Auswertung der Fußball-Europameisterschaften 1988 in Deutschland deutlich macht, überwiegen in den Spielen weite Kurzantritte von 0-5m. Derartige Antritte werden doppelt so häufig ausgeführt wie Sprints von 5-10m und von 10-20m und etwa so oft wie Sprints über 20m (vgl. BISANZ/GERISCH 1988, 27).

Schnelligkeitsausdauer: Sie wird in dem Sinne, eine maximale Geschwindigkeit über einen langen Zeitraum aufrechterhalten zu können, verstanden. Die Schnelligkeitsausdauer ist für den Fußballspieler im Gegensatz zum leichtathletischen 100-m-Läufer eine Eigenschaft von untergeordneter Bedeutung, da der Fußballspieler im Spiel fast ausschließlich Strecken zurücklegt, die den Beschleunigungsbereich nicht überschreiten. Der Fußballspieler kann selten einen Sprint über die

Distanz von 100m geradlinig unbehindert durchführen, der Lauf des Fußballspielers ist in den meisten Fällen gekennzeichnet durch einen steten Wechsel von Start, Sprint, Abbremsen und Richtungsänderung (Dribblings, Finten, Tackling, Umschalten von Angriff auf Abwehr u. a.). Der Spieler schließt meistens einen Sprint mit einer Aktion ab, z.B. nach Überspurten des Gegners erfolgt Abspiel, Flanke oder Torschuß (vgl. WEINECK 1998, 418).

2.6.4.2.6 Die Aktionsschnelligkeit mit Ball

Für den Spielgewinn ist es immer wieder entscheidend, mit welcher Geschwindigkeit der Spieler den Ball annehmen und die Bewegung mitnehmen kann und, ob er den Ball unter dem Druck des Gegners und in höchstem Tempo führen, treiben und dribbeln, zielgenau passen bzw. aufs Tor schießen kann. Diese Fähigkeit baut zwar auf der Bewegungsschnelligkeit ohne Ball auf, sie ist aber unmittelbar gekoppelt an das Ballgefühl und die technischen Fertigkeiten des Spielers. Die Aktionsschnelligkeit mit Ball umfaßt zum einen die koordinativ-technische Komponente der Schnelligkeit, zum anderen liegen die psychisch-kognitiven Teilfähigkeiten der Schnelligkeit, nämlich die Wahrnehmungs-, Antizipations-, Entscheidungs- und Reaktionsschnelligkeit zugrunde. Wichtig ist, zu wissen, daß sich mit zunehmender Schnelligkeit im allgemeinen die Handlungsgenauigkeit verschlechtert (siehe Abbildung 15).

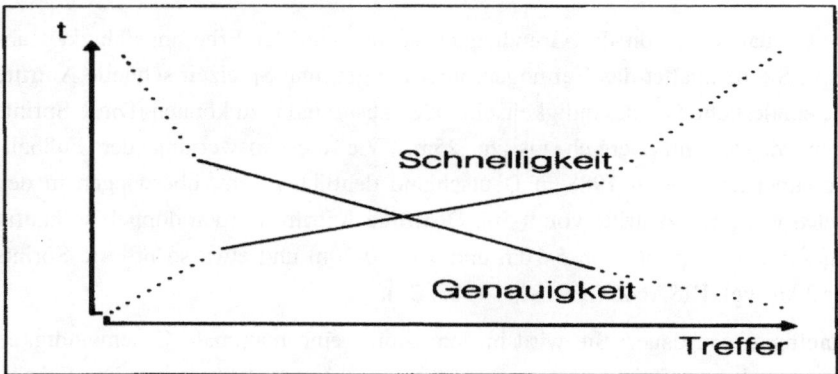

Abb. 15: Allgemeines Modell des Verhältnisses von Schnelligkeit und Genauigkeit sportlicher Handlungen (nach SCHELLENBERGER 1986, 427)

Allerdings verdeutlichen die Wettkampfanalysen von weltbesten Mannschaften, sowie meine eigene Erfahrung als Fußballspieler und Trainer auf internationaler Ebene, daß es immer technisch „perfekte" Spieler gibt, die durchaus in der Lage sind, genau und schnell zu handeln und auch bei hohem Tempo Präzisionsleistungen erbringen können bzw. daß manche Spieler mit langsameren Reaktionszeiten viele Fehler machen (vgl. WEINECK 1995, 70; BAUER 1990, 71; SCHELLEN-BERGER 1986, 427).

2.6.4.2.7 Handlungsschnelligkeit

Die Handlungsschnelligkeit im Sportspiel wird wesentlich von der Regulation der Handlung, von Prozessen der Informationsverarbeitung sowie dem situationsadäquaten motorischen Handlungsvollzug bestimmt. Ausdruck des Niveaus der Handlungsschnelligkeit ist die für die kognitiven Prozesse („geistige" Schnelligkeit) und für die motorische Lösung der Handlungsaufgabe („motorische" Schnelligkeit) benötigte Gesamtzeit. Bei der Informationsverarbeitung spielen die Wahrnehmungs-, Antizipations- und Entscheidungsschnelligkeit eine wichtige Rolle. Für den situationsadäquaten motorischen Handlungsvollzug sind Reaktionsschnelligkeit, insbesondere die Wahlreaktion (Reaktionszeit) und die Bewegungsschnelligkeit bzw. Aktionsschnelligkeit (Bewegungszeit) von Bedeutung. Sie sind als komplexe sportartspezifische Schnelligkeitsformen zu verstehen und werden abhängig vom Niveau der koordinativen und konditionellen Fähigkeiten und den technisch-taktischen Fertigkeiten (sie werden emotional und motivational interindividuell unterschiedlich gesteuert) in gegebenen Spielsituationen widergespiegelt (vgl. SCHNABEL/HARRE/BORDE 1997, 146; SCHLIMPER/BRAUSKE/KIRCHGÄSSNER 1989, 44; SCHELLENBERGER 1986, 427).

Aus der o. g. Beschreibung bzw. Definition der Handlungsschnelligkeit ergibt sich, daß sich eine technisch-taktische Spielhandlung aufgrund der kognitiven und motorischen Komponente nicht auf den bewegungsbezogenen Anteil reduzieren läßt und somit nicht als eine ausschließlich konditionelle Fähigkeit bezeichnet werden kann, die vor allem durch energetisch-neuromuskuläre Voraussetzungen bestimmt ist.

Da Handlungen in den Sportspielen nicht nur schnell, sondern auch richtig und zielgenau erfolgen müssen, wird deren Qualität unter anderem auch von der optimalen technisch-taktischen Lösung bestimmt, d. h. der Spieler muß die Spielaufgabe unter Berücksichtigung seiner Fähigkeiten und Fertigkeiten taktisch richtig lösen und zielgenau und mit hoher Präzision bei zunehmender Geschwindigkeit

94

ausführen. Diese Tendenz verstärkte sich in den vergangen Jahren, und auch in Zukunft wird das schnelle und präzise Handeln ein wesentlicher, leistungsbestimmender Faktor sein. SCHELLENBERGER zeigt in Abbildung 15, daß sich Schnelligkeit und Genauigkeit von Handlungen umgekehrt proportional verhalten. Je schneller eine Handlung ausgeführt wird, desto größere Probleme treten hinsichtlich der Genauigkeit auf, und je genauer der Sportler handeln will, desto langsamer muß er die Handlung ausführen.

Da bei der heutigen Schnelligkeit, Athletik und technischen Perfektion des Fußballspiels (Erhöhung des Spieltempos, „eng gemacht Räume", Deckung mit großem Körpereinsatz) die meisten Angriffs- und Abwehrhandlungen des Fußballers einem starken Zeitdruck unterliegen, wird vom Spieler eine immer größere Handlungsschnelligkeit verlangt. Wie die Torerfolgsstatistiken der Europameisterschaften 1988 und der Weltmeisterschaften 1990 ergaben, wurden etwa 90 % der Tore innerhalb des Strafraums erzielt (vgl. LOY 1990, 26 f; BISANZ 1989, 35 ff).

Diese Untersuchungen zeigen, daß Tore überwiegend in „Ballungsräumen" erzielt werden, in denen die Deckungsarbeit extrem eng und mit großen Körpereinsatz vollzogen wird. Tore können daher nur bei schnellem Handeln, d.h. durch blitzartiges, instinktives oder antizipatorisches Erkennen der Situation, durch ein schnelles Entscheiden und situationsadäquates Umsetzen in motorische Aktion und eine ausreichende Bewegungspräzision erzielt werden. Daher zeigt sich, daß erfolgreiche Mannschaften vor allem durch ihre Handlungsschnelligkeit Vorteile besitzen und auch bei schnellsten Bewegungen noch zu genauen Pässen, Eingaben, Flanken und Torschüssen in der Lage sind (vgl. WEINECK 1995, 70 f; SCHELLENBERGER 1986, 427).

2.6.5 Beweglichkeit

Die Beweglichkeit nimmt als eine sowohl konditionelle als auch koordinative Fähigkeit innerhalb der sportmotorischen Fähigkeiten eine Zwischenstellung ein. Sie ist als elementare Voraussetzung dafür anzusehen, daß Bewegungen qualitativ und quantitativ gut ausgeführt werden können. Ferner ist sie eine wesentliche Voraussetzung für die motorische im Allgemeinen und im Speziellen für die sportliche Leistung des Menschen. Sie bezeichnet die allgemeine motorische Fähigkeit, die in bestimmten Maße jeweils den gesamten Bewegungsapparat betrifft. Sie kann jedoch für die einzelnen Gelenke und Gelenksysteme unterschiedlich ausgeprägt sein, so daß u.a die Beweglichkeit von Schultergelenken, Hüftgelenken, Fußgelenk oder Wirbelsäule (Rumpf) gesondert betrachtet werden muß. Es ist wichtig, die Beweglichkeit angepaßt an die Erfordernisse der jeweiligen Sportart auszubilden, da eine optimale Beweglichkeit die Verbesserung und den Ausprägungsgrad der übrigen leistungsbestimmenden Fähigkeiten sowie die sportmotorischen Fertigkeiten und Techniken positiv beeinflußt (vgl. GROSSER/STARISCHKA 1998, 55; SCHNABEL/HARRE/BORDE 1997, 122).

Der Begriff der Beweglichkeit wird synonym auch für Gelenkigkeit, Flexibilität, Dehnfähigkeit sowie Biegsamkeit verwendet (vgl. GROSSER, 1989, 107; GROSSER/STARISCHKA 1998, 52; HOLLMANN/HETTINGER 1990, 171; GROSSER/STARISCHKA/ZIMMERMANN 1981, 129 ff). Sie beinhaltet die Fähigkeit, einen großen Bewegungsumfang im physiologischen Bereich ausführen zu können. Eine gute Ausprägung der Beweglichkeit ist für den Fußballspieler die elementare Voraussetzung für eine qualitativ und quantitativ gute Bewegungsausführung (Spielleistung) und eine wichtige Basiseigenschaft für die Erarbeitung technischer und koordinativer Fähigkeiten. Eine schlecht ausgebildete Beweglichkeit führt zur Vergrößerung der Verletzungsgefahr, verzögertes Lernen neuer Bewegungen, unökonomisches Ausführen von Krafteinsätzen und Bewegungstechnik. Bei schlecht ausgeprägter Beweglichkeit im Hüftgelenks- und Wirbelsäulenbereich, können z. B. hoch einfliegende Bälle nicht sauber an und mitgenommen werden. Bei eingeschränkter Beweglichkeit der Sprung- und Fußgelenke können technisch saubere Vollspannstöße nicht korrekt durchgeführt werden. Wenn das Sprunggelenk nicht ausreichend gestreckt werden kann, wird der Ball beim Vollspannstoß nicht flach nach vorne, sondern in einem mehr oder weniger ausgeprägten Winkel nach oben geschlagen siehe Abb. 16 (vgl. FASS et al. 1994, 12; WEINECK 1998; 496).

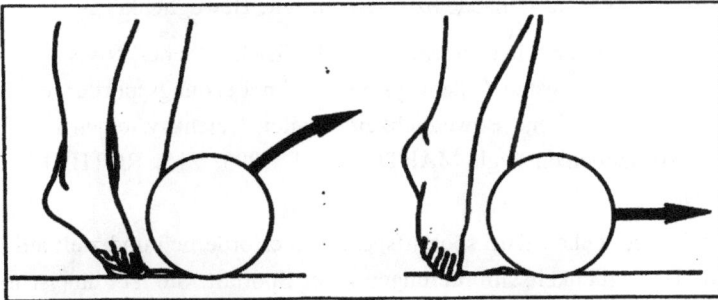

Abb. 16: **Einfluß der Fußhaltung (und des Standbeines) auf die Flugkurve des Balls: a) unvollständige, b) vollständige Fußgelenksstreckung.(nach WEINECK 1992, 496)**

Die leistungsbegrenzenden Faktoren für die Beweglichkeit sind die Gelenkstruktur, der Umfang der Muskelmasse, die Dehnungsfähigkeit des Muskels, die Dehnungsfähigkeit der Sehnen, Bänder und Gelenkkapseln sowie der Haut. Sie wird auch durch eine größere Anzahl von Faktoren, wie z: B., Alter, Geschlecht, Psyche, Gewebetypus, neurologische Krankheitsbilder, degenerative und entzündliche Wirbelsäulen- und Gelenkerkrankungen, kongenitale und erworbene Deformitäten, Trainingszustand, Temperatur, Ermüdungs- und Tageszeit direkt beeinflußt (vgl. HOLLMANN/HETTINGER 1990, 171; SCHNEIDER et al.1989, 4).

Darüber hinaus existieren weitere Definitionen für die Beweglichkeit. GROSSER/STARISCHKA definieren die Beweglichkeit wie folgt: „Beweglichkeit ist eine motorische Fähigkeit. Sie ist gekennzeichnet durch die Amplitude, die durch innere oder mit Hilfe äußerer Kräfte in der Endstellung des Gelenks erreicht werden kann" (GROSSER/STARISCHKA 1998, 52).

MARTIN et al. definieren die Beweglichkeit wie folgt: „Beweglichkeit ist die Fähigkeit, Bewegungen willkürlich und gezielt mit der erforderlichen bzw. optimalen Schwingungsweite der beteiligten Gelenke ausführen zu können" (MARTIN et al. 1993, 214).

Der Beweglichkeit lassen sich nach SCHNEIDER et al. (1989) die zwei Komponenten Gelenkigkeit und Dehnfähigkeit zuordnen. Die Gelenkigkeit bezieht sich auf die Gelenke und Bandscheiben, die Dehnfähigkeit auf die Muskeln, Sehnen, Bänder, Gelenkkapseln sowie der Haut und spricht damit die Elastizität des Skelettmuskels insgesamt an. MARTIN et al. (1993) unterscheiden die Erscheinungsformen der Beweglichkeit bzw. Beweglichkeitstypen in allgemeine bzw. spezielle, aktive bzw. passive und statische bzw. dynamische Beweglichkeit.

Allgemeine Beweglichkeit bezeichnet ein durchschnittliches Niveau an Beweglichkeit in den wichtigsten Gelenksystemen. Ein Leistungssportler verfügt über eine überdurchschnittliche Beweglichkeit in allen Gelenksystemen im Vergleich mit einer Normalperson (vgl. MARTIN et al. 1993, 215; RÖTHIG/GRÖßING 1990, 113).

Spezielle Beweglichkeit wird sportartspezifisch erforderlich und zielt auf die „besonderen" Beweglichkeitsanforderungen einer Sportart. Sie ist zumeist mit übergroßen Dehnungen und Schwingungsweiten der Gelenke verbunden (Turnerinnen, Hürdenläufer, Wasserspringer u.a.).

Die aktive Beweglichkeit ist die größtmögliche Beweglichkeit eines Gelenks, die selbständig, d. h. ohne Hilfe durch die aktive Muskelleistung erzeugt werden kann (leistungsbegrenzend wirken hier die Dehnfähigkeit und die Kraft des Agonisten).

Passive Beweglichkeit bezeichnet jene Form der Beweglichkeit in einem Gelenk, die durch die Einwirkung äußerer Kräfte (Partner, Geräte, eigenes Körpergewicht) erreicht werden kann. Die passive Beweglichkeit ist in der Regel größer als die aktive.

Statische Beweglichkeit bezeichnet das Halten einer bestimmten Gelenkstellung über einen Zeitraum (z.b. das Halten einer Standwaage), das sowohl aktiv als auch passiv eingeleitet werden kann.

Dynamische Beweglichkeit bedeutet, daß eine bestimmte Gelenkstellung kurzfristig, z.B. durch federn, erreicht werden kann. (vgl. GROSSER/STARISCHKA 1998, 153; RÖTHIG/GRÖßING 1990, 113; MARTIN et al.; 1993, 215; MAEHL 1986, 13).

2.6.5.1 Grenzen der Beweglichkeit

Die Beweglichkeit eines Gelenkes oder eines Wirbelsäulensegments hat für jede Bewegungsebene verschiedene Grenzen, je nach dem ob die Bewegung aktiv oder passiv durchgeführt wird, wird zwischen physiologischer und anatomischer Bewegungsgrenze unterschieden (siehe Abb. 17).

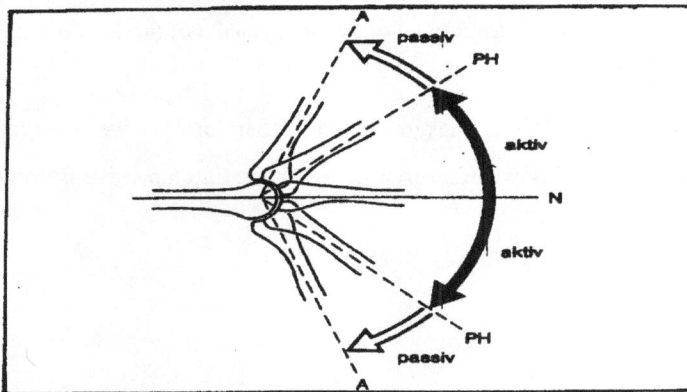

Abb. 17: Normale Beweglichkeit (nach SCHNEIDER et. al. 1987, 5)

A = Anatomische Bewegungsgrenze: erreichbar durch passive Bewegung (⇨).

PH = Physiologische Bewegungsgrenze: erreichbar durch aktive Bewegung (➜)

N = Neutral-Null-Stellung.

Die physiologische Bewegungsgrenze wird durch eine aktive Bewegung erreicht, und die anatomische Bewegungsgrenze wird erreicht, wenn die Bewegung passiv unter Anwendung einer dem Gelenk angepaßten Kraft durchgeführt wird. Daneben können die Grenzen der normalen Gelenkbeweglichkeit sowohl unterschritten (Hypomobilität) wie auch überschritten (Hypermobilität) werden. Siehe Abb. 18 und Abb. 19 (vgl. GROSSER/STARISCHKA 1998, 154; SCHNEIDER et al. 1989,6 f).

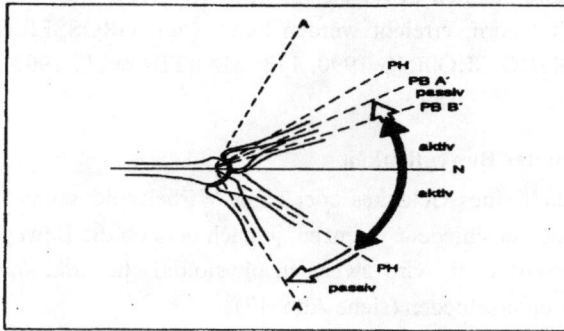

Abb.18: Eingeschränkte Gelenkbeweglichkeit (Hypomobilität) (nach SCHNEIDER et. al. 1987, 6)

PBB = Pathologische Bewegungsgrenze: erreichbar durch aktive Bewegung (➜).

PBA = Pathologische Bewegungsgrenze: erreichbar durch passive Bewegung (⇨)

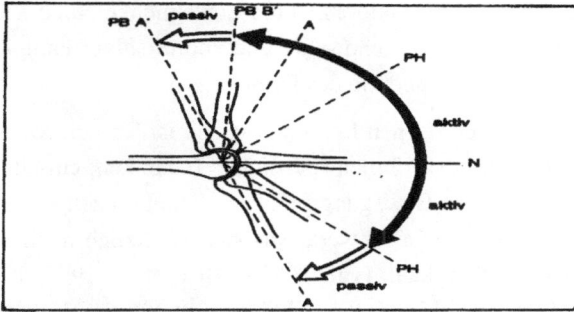

Abb. 19: Übermäßige Gelenkbeweglichkeit (Hypermobilität) (nach SCHNEIDER et. al. 1987, 6)

PBB = Pathologische Bewegungsgrenze: erreichbar durch aktive Bewegung (➜)

PBA = Pathologische Bewegungsgrenze: erreichbar durch passive Bewegung (⇨)

2.6.5.2 Bedeutung der Beweglichkeit für den Fußballspieler

Die Beweglichkeit ist eine wesentliche Leistungsvoraussetzung für zahlreiche Sportarten. Sie spielt aber auch im Fußball und im Alltagsleben eine wesentliche Rolle. Ihre optimale, d.h. den Erfordernissen des Fußballspiels angepaßte Ausbildung wirkt in komplexer Weise positiv auf die Entwicklung der sportlichen Leistung des Fußballspielers (vgl. WEINECK 1998, 496; HOLLMANN/HETTINGER 1990, 171). Ihre Bedeutung läßt sich in folgenden Hauptpunkten erfassen.

2.6.5.2.1 Einfluß auf die Technik

Der Fußballspieler benötigt eine gute allgemeine Beweglichkeit im Bereich der Schulter-, Hüftgelenke und der Wirbelsäule. Bei bestimmten Techniken ist er auf eine hohe Beweglichkeit in einzelnen Gelenken angewiesen, weil viele Bewegungen bzw. sportliche Techniken nur dann realisierbar sind, wenn eine hinreichende (lokale Überbeweglichkeit) vorhanden ist. Bei eingeschränkter Beweglichkeit der Sprung- und Fußgelenke z. B. können technisch saubere Vollspannstöße nicht korrekt durchgeführt werden. Der Ball kann durch Spannstöße nur dann scharf und gleichzeitig flach geschlagen werden, wenn der Spieler über eine gute Streckfähigkeit im Sprunggelenk verfügt (siehe Abb.16).

Neben den anderen Leistungsfaktoren ist die Beweglichkeit eine wichtige Basiseigenschaft für die Erarbeitung technischer und koordinativer Fähigkeiten, z.b. bei
Durchführung von Finten innerhalb des Dribblings.

Sie beschleunigt den motorischen Lernprozess und ist Voraussetzung für die Realisierung und damit für das Erlernen sportlicher Techniken, einschließlich des Er-
reichens der erforderlichen Bewegungspräzision. Die Lernzeit wird verlängert und
der Erwerb der „Idealform" erschwert, was sich zusätzlich noch negativ auf die
Lernmotivation auswirken kann (vgl. SCHNABEL et al. 1997, 127; WEINECK
1997, 489; FASS et al. 1994, 12; WEINECK 1998; 496; HOLLMANN/HETTIN-
GER 1990, 171; BAUER 1990, 78).

2.6.5.2.2 Einfluß auf die Kondition

Eine ausreichend entwickelte Beweglichkeit hat neben der Förderung technischer
Fertigkeiten auch einen positiven Einfluß auf die Ausdauer (Die Ausdauerleistungsfähigkeit ist bei vermehrter Dehnfähigkeit erhöht, weil der Bewegungsablauf energiesparender und damit ökonomischer abläuft). Des weiteren können
durch die Bewegungsreserve Laufbewegungen leichter, d. h. mit geringerem Widerstand der Antagonisten durchgeführt werden, wodurch sich die Arbeit der
Agonisten reduziert.

Der verringerte Widerstand der muskulären Gegenspieler führt in den Bereichen
Kraft und Schnelligkeitsleistung zu Verbesserungen. Außerdem können bei er-
höhter Beweglichkeit Bewegungen kräftiger und schneller ausgeführt werden.(vgl.
WEINECK 1997, 490; FASS et al. 1994, 12; WEINECK 1992, 496).

2.6.5.2.3 Einfluß auf die Verletzungsanfälligkeit

Die hochdynamischen, vielfach zyklischen Bewegungen (z.B. Sprünge, Stops,
Schüsse und abrupte Richtungsänderungen) erfordern nicht nur eine hochgradig
schnellkräftige Muskulatur, sondern auch eine hohe Elastizität, Dehnbarkeit und
Entspannungsfähigkeit der beteiligten Muskeln im Sinne einer guten Belastungs-
verträglichkeit bzw. einer verringerten Anfälligkeit gegenüber Verletzungen (vgl.
FASS et al. 1994, 12; WEINECK 1998, 497; BÖNISCH/STEINBACH 1990, 57;
GERISCH 1986, 25).

2.6.5.2.4 Einfluß auf die Gesundheit und Wohlbefinden im Alltag

Eine besondere Bedeutung hat die Beweglichkeit im Zusammenhang mit dem ar-
thromuskulären Gleichgewicht. Da dieses häufig gestört ist, können sogenannte

muskuläre Dysbalancen bestehen. Diese muskulären Dysbalancen führen zu Fehlbelastungen des Stütz- und Bewegungssystems, zu schmerzhaften Beschwerden und in der Folge zu dauerhaften Schädigungen. Besonders betroffen davon sind die Wirbelsäule sowie Hüft- und Kniegelenke. Nach WEBER (1985) ist die Mehrzahl von „Rückenschmerzen" bei Sportlern und Nichtsportlern durch muskuläre Dysbalancen bedingt. Neben den o.g. positiven Auswirkungen der Beweglichkeit senkt sie außerdem den Muskeltonus und entspannt die Psyche, denn meist besteht zwischen angespannter Muskulatur und einer angespannten Psyche eine Verbindung (vgl. SCHNABEL et al. 1997, 128; WEINECK 1997, 490; WEBER u. a. 1985, 150).

3. ALLGEMEINE HINWEISE ZUR DATENERHEBUNG UND DATENBEARBEITUNGSVERFAHREN

In diesem Kapital sollen, ausgehend von den Definitionen von Wissenschaft und Sportwissenschaft, die verschiedenen Arten von wissenschaftlichen Untersuchungen dargestellt werden. Anschließend sollen die verwendeten Techniken der Datenerhebung erläutert werden. Nachdem dann die Datenbearbeitung abgehandelt ist, soll die Durchführung der Untersuchung dargelegt werden.

3.1 Forschungsmethode

Der Begriff Forschung kann als Vorgang, als Produkt oder als System verstanden werden. Vorgang bedeutet in diesem Fall, Forschung als Bemühungen, Einsicht in verschiedene Dimensionen der Welt durch in forschungslogischer Sequenz ablaufende Prozesse der wissenschaftlichen Erkenntnisgewinnung zu erhalten. Produkt bedeutet dann, Forschung als Summe der Ergebnisse wissenschaftlicher Arbeit. Unter System wird Forschung als Organisation und Institution zur Durchführung wissenschaftlicher Arbeit verstanden (vgl. STRAUß/HAAG 1994, 23).

Methode bedeutet ein „System von Aussagen (methodischen Regeln), die die Operationen oder Handlungsanweisungen angeben, mit denen man von einem bestimmten Ausgangspunkt (Anfangsbedingungen) zu einem bestimmten Ziel gelangt. Das allgemeine Ziel, auf das die Methoden der Wissenschaft gerichtet sind, ist die Erkenntnis und/oder Veränderung der Wirklichkeit" (PETERSEN/ ERDMANN 1975, 23). Mittels Methoden ist die Tätigkeit des Menschen bei der Erlangung neuer Erkenntnisse und der praktischen Umgestaltung der Wirklichkeit organisiert.

Methoden sind bestimmte Techniken der Forschung, die Fehler in der Forschung eliminieren und den Erkenntnisfortschritt möglich machen sollen. Methoden bieten wie jede Form der Technik erprobte Mittel und Verfahrensweisen an, die helfen sollen, ein bestimmtes Ziel, eben das einer wissenschaftlich begründeten Forschung, möglichst effektiv zu erreichen (vgl. RADNITZKY 1992, 469).

Der Begriff Forschungsmethode wird in der forschungsmethodologischen Literatur vielfältig verwendet. Im Sinne einer stringenten terminologischen Verwendung steht der Begriff für grundlegende Forschungskonzeptionen wie Deskription, Korrelation oder Experiment.

Der Begriff wird nach dieser Interpretation also nicht verwendet für verschiedene Formen der Datenerhebung, wie zum Beispiel den Fragebogen (vgl. HAAG 1991, 299).

Forschungsmethodik bezeichnet die Gesamtheit von Forschungsmethoden im Sinne einer Lehre dieser Forschungsmethoden. Der Begriff wird fälschlicherweise oft gebraucht, um den forschungslogischen Ablauf einer wissenschaftlichen Untersuchung zu kennzeichnen. Methodik bedeutet jedoch vom Wortsinn her die Lehre von den Methoden.

Die Begriffe Wissenschaft und Sportwissenschaft müssen voneinander abgegrenzt werden, bevor auf die verschiedenen Arten einer wissenschaftlichen Untersuchung oder Forschungsmethode eingegangen werden kann. Wissenschaft ist das „sich ständig entwickelnde System der Erkenntnisse über die Gesetze der Natur, der Gesellschaft und des Denkens, welches in Form von Begriffen, Aussagen, Hypothesen und Theorien fixiert wird [...]" PETERSEN/ERDMANN 1975, 16).

„Unter Sportwissenschaft ist die Gesamtheit jener Erkenntnisse, Erörterungen und Methoden zu verstehen, die – wissenschaftlichen Grundregeln folgend – Probleme und Erscheinungsformen vom Sports zum Gegenstand haben" (RÖTHIG u.a.1992, 474).

So ist speziell Sportwissenschaft „die Summe wissenschaftlicher Bemühungen, das Phänomen Bewegung und Sport in den verschiedenen Ausprägungsformen zu untersuchen, wissenschaftlich abgesicherte Aussagen über dieses Phänomen zu machen sowie entsprechende Theorien zu bilden" (HAAG 1973, 5).

„Sportwissenschaft schließlich umfasst die wissenschaftliche Bearbeitung von Sport (Bedingung), Sportbereich und Sportart" (HAAG in STRAUSS/HAAG 1994, 103).

Wenn man von der Wissenschaft spricht, unterstellt man zunächst, dass es sich dabei um ein durch bestimmte Merkmale von anderen Tätigkeits- und Inhaltsbereichen, z.B. Kunst, Politik, Sport, Wirtschaft, etc. oder pauschal vom Alltagsleben abgegrenztes System handelt. Es stellt sich die Frage danach, was dieses System kennzeichnet und welche allgemeinen Funktionen es zu erfüllen hat. Der Wissenschaft geht es allgemein um das Bewusstmachen (das geistige Erfassen) von Sachverhalten, das Beweisen der über sie getroffenen Aussagen (Demonstrieren ihrer Richtigkeit) und deren Bekanntgabe an andere (Wissensvermittlung) (vgl. NITSCH/HACKFORT 1994, 18 f).

Die moderne Wissenschaft bzw. ihre technischen Folgen haben seit Beginn der Neuzeit die Welt in einer Weise geprägt, wie es wohl niemand vorhergesehen hat. Ergebnisse wissenschaftlicher Forschung sind massiv in die Lebenswelt der Menschen eingedrungen und haben zu einem unaufhaltsam fortschreitenden Prozess der Verwissenschaftlichung der Gesellschaft geführt, der von Kultur und Industrie bis hin zu Recht und Staat alle Bereiche grundlegend strukturiert hat (vgl. KOLBEN in STRAUSS/HAAG 1994, 15).

WEIZSÄCKER (1990) geht sogar so weit, den Glauben an die Wissenschaft als die herrschende Religion unserer Zeit zu bezeichnen. „Wissenschaftliche Aussagen werden meist wie eine offenbarte Wahrheit aufgenommen und die Wissenschaftler werden durch eine Grundüberzeugung, die sie im Besitz der Wahrheit wähnt, in eine „priestergleiche Rolle" gedrängt" (1990, 7).

Im Grunde ist keine Form der menschlichen Existenz ohne eine basale Wissenschaft denkbar, wenn man im Sinne eines weiten Wissenschaftsbegriffs darunter die Fähigkeit der Menschen versteht, „empirische und rationale Erkenntnisse zu gewinnen, im Umgang mit der Natur kontrolliert einzusetzen und zu tradieren" (KROHN 1990, 936).

Man unterscheidet drei Methoden, um ein Problem zu untersuchen und zu Aussagen über dieses Problem zu gelangen:

Historische Untersuchungen
Experimentelle Untersuchungen
Deskriptive (status-quo) Untersuchungen

Historische Untersuchungen. Geschichte wird als Summe der Vergangenheit des Menschen und seiner kulturellen Leistungen mal mehr mal weniger geschätzt. Das historische Interesse war in der jüngsten Vergangenheit starken Schwankungen unterworfen. Dennoch ist die Befassung mit der Vergangenheit, nicht zuletzt auch auf der Grundlage wissenschaftlich fundierter historischer Analysen, ein „sine qua non" für den Fortbestand der menschlichen Kultur und Gesellschaft. Verlässliche Informationen über die Vergangenheit erlauben es, die Gegenwart zu verstehen und da aus die Zukunft konstruktiv zu gestalten (vgl. HAAG in STRAUSS/HAAG 1994, 139).

Experimentelle Untersuchungen werden für solche Versuche verwendet, bei denen unter Konstanthaltung der anderen Bedingungen beobachtet wird, wie sich die Ergebnisse bei der gezielten Veränderung einer Variablen verhalten. Die experimentelle Untersuchung versucht, Untersuchungen zu realisieren, in denen eine weitgehende Ausschaltung oder Kontrolle potentieller Störgrößen erreicht wird, um so den (ursächlichen) Einfluss einer experimentell variierten (unabhängigen) Variablen auf eine abhängige Variable festzustellen. Man spricht in diesem Zusammenhang auch gern von Laborexperimenten. Anstelle der häufig nicht zu realisierenden Ausschaltung aller Störeinflüsse wird abgeschwächt die Konstanthaltung der Verteilung aller potentiellen Störvariablen in allen experimentellen Bedingungen gefordert (vgl. STEYER 1992, 147).

In Abgrenzung zu diesem in der Regel unter äußerst artifiziellen Bedingungen stattfindenden Forschungszweig bemüht man sich in Feldstudien um die Datengewinnung in natürlichen Settings, d.h. in einer vom Untersucher möglichst unbeeinflussten Umgebung, wie dem Fußballstadion, dem Trainingslager usw. Der Vorteil dieser Vorgehensweise liegt darin, dass die Bedeutung der Ergebnisse unmittelbar einleuchtet, weil diese ein Stück unverfälschter Realität charakterisiert (hohe externe Validität) (vgl. BORTZ 1984, 33).

Dieser scheinbare Vorteil wird allerdings mit einer im Vergleich zum Experiment deutlich geringeren Validität erkauft, denn das natürlich belassene Setting und die Nichtberücksichtigung potentieller Störvariablen lässt häufig keine klare Aussage zu, ob ins Auge gefasste erklärende Variablen tatsächlich für andere Variablen ursächlich sind.

Im Unterschied dazu beschränken sich deskriptive Untersuchungen mit der Feststellung und Beschreibung vorliegender Bedingungen. Deskription bedeutet vom Wort her (lat. describere) Beschreibung. Das heißt, daß im Rahmen dieser Forschungsmethode Sachverhalte beschrieben werden. HAAG (1994) stellt fest; daß Deskription eine durchaus legitime wissenschaftliche Forschungsmethode darstellt, die nicht im Sinne einer einseitigen Forschungsauffassung in der Vorhof der Wissenschaft als allenfalls hypothesengenerierendes Verfahren „verbannt" werden kann. Die wesentliche Merkmale der Deskription sind: Die Sachverhalte werden in ihrer vorliegenden Form ohne Veränderung und Eingriffe möglichst objektiv beschrieben, und die Sachverhalte können sich auf die Vergangenheit oder Gegenwart beziehen. Sowohl hermeneutische als auch empirische Erkenntniswege sind möglich, daraus ergibt sich ein klarer forschungslogischer Ablauf (vgl. HAAG in STRAUSS/HAAG 1994, 137).

Diese Arbeit ist eine status-quo-Untersuchung, bei der konditionelle Fähigkeiten (motorische Fähigkeiten) von Spielern überprüft werden. Dies gilt jedoch nur mit einer Einschränkung. Obwohl zwar die äußeren Bedingungen für den Retest konstant gehalten werden, wird dennoch eine Veränderung der Wiederholungsleistung in unterschiedlichem Maße registriert. Der beeinflussende Faktor ist der veränderte Zeitpunkt der Untersuchung, der zur Folge hat, daß Störgrößen wie unterschiedliche Trainingseinflusse, Tagesform und Motivation, auftreten. Wie stark sich diese Einflüsse auf die Wiederholbarkeit der Leistung auswirken, wird letztlich durch den Reliabilitätskoeffizienten der Untersuchung darstellt. Da der Retest jedoch nur einen Teilaspekt der Untersuchung darstellt, wird diese Arbeit mit der Einschränkung dennoch als deskriptive Untersuchung bezeichnet.

3.2 Technik der Datenerhebung

Es soll nun beschrieben werden, mit welchen Techniken die benötigten Daten erhoben werden können. Aus der Menge der Erhebungstechniken werden die Verfahren, die für diese Arbeit relevant sind, herausgegriffen:

- Inhaltsanalyse (Dokumentenanalyse)
- Befragung
- Beobachtungsverfahren
- Tests

Die Inhaltsanalyse als Technik und Instrument der empirische Datenerhebung, weist darauf hin, dass Sprache nicht nur eine wichtige Voraussetzung sozialen Handelns ist, sofern dieses auf der Kommunikation von Bedeutung beruht, sondern dass Sprechen und Schreiben zuallererst Formen sozialen Verhaltens sind. Gegenstand der Inhaltsanalyse sind nicht beliebige Inhalte, sondern alle Kommunikationsinhalte, die in irgendeiner Form festgehalten wurden, also neben schriftlich fixierten Texten auch technisch konservierte Inhalte auf Schallplatte, Bild, Video, aber auch andere Objekte wie Höhlenmalerei, Schmuck, Kleidung, Bauten, Werkzeuge etc.(vgl. TH:PHLIPP in STRAUSS/HAAG 1994, 219; ATTESLANDER 1985, 59).

Für diese Arbeit sind nur die erstgenannten Materialien entscheidend. Dabei wird die Dokumentenanalyse vor allem bei der Vorbereitung der Untersuchung, bei

dem Prozess der Hypothesenbildung und der Interpretation der Ergebnisse benötigt. Weiterhin bildet sie in dieser Arbeit eine Grundlage für Erläuterung des theoretischen Bezugsrahmens. ATTESLANDER weist auf die besondere Rolle des
Dokumentengebrauchs hin, wenn er sagt: „in praktisch sämtlichen Phasen der Forschung sind diese sekundären Informationen unerlässlich." (ATTESLANDER
1984, 63).

Die Befragung kann schriftlich oder mündlich erfolgen. „Befragung ist ein plan-
mäßiges Vorgehen, bei dem die Versuchspersonen durch eine Reihe gezielter Fragen oder mitgeteilter Stimuli zu verbalen oder schriftlichen Informationen
veranlasst werden sollen" (BÖS 1987, 39).

Sportwissenschaftliche Forschung ist durch eine Vielzahl von Fragen und Pro-
blemstellungen gekennzeichnet. Um die Fragen zu beantworten und die Probleme
zu bearbeiten, stehen diverse Forschungsmethoden zur Verfügung. Die Auswahl
einer Methode und eines typischen Datenerhebungsverfahrens wird entscheidend
davon bestimmt, welche Informationen gesammelt, unter welchen Bedingungen
sie gewonnen und wofür diese in Anspruch genommen werden sollen. Ist man an
Fakten, Meinungen, Gedanken und Gefühlen interessiert, sind Befragungen geeignet, werden häufig praktiziert und liefern auch valide Ergebnisse (vgl.
SCHLICHT in STRAUSS/HAAG 1994, 209).

Im Hinblick auf affektive und kognitive Aspekte des Sports bzw. sportspezifischer
Handlungen ist die Befragung stärker auf den Einsatz formeller Verfahren, d.h.
Fragebögen oder informeller Verfahren, d.h. offene Interviews ausgerichtet. Die
Ergebnisse der Befragung können in Worten und/oder Zahlen kodiert sein (vgl.
HAAG 1991, 303). Für diese Arbeit wurde bei Expertenbefragung ein nicht stan-
dardisiertes Interview verwendet, das in einer unstrukturierten Form mehr auf
qualitative Informationen hinzielt. Die durch ein solches Interview gewonnenen
Erkenntnisse werden als formativ bezeichnet, d.h. man versucht, das Forschungs-
feld zu umreißen und strukturieren (vgl. ATTESLANDER 1984, 94). In diesem
Sinne wurde auch die Expertenbefragung in dieser Arbeit für die Strukturierung
der Fußballkonditionstests und die Erstellung der Items verwendet.

Für viele Fragestellungen ist die Beobachtung die optimale Technik der Datenerhebung, im besonderen immer dann, wenn tatsächlich Verhaltensdaten erforderlich sind. „Beobachtung ist die allgemeine Bezeichnung für die aufmerksame und
planvolle Wahrnehmung und Registrierung von Vorgängen, Ereignissen oder
Mitmenschen in Abhängigkeiten von bestimmten Situationen" (BÖS 1987, 39).

Unterschieden wird zwischen alltäglicher und wissenschaftlicher Beobachtung. Bei der alltäglichen Beobachtung lässt sich der Beobachter von den Eigenschaften und Qualitäten des Beobachtungsobjektes bei der Aufmerksamkeitszuwendung und der Steuerung der Blickbewegungen leiten, er nimmt quasi auf, was das Objekt ihm selbständig an Informationen vermittelt. Bei der wissenschaftlichen Beobachtung hingegen kontrolliert der Beobachter bewusst seine Aufmerksamkeit, er sucht das Objekt systematisch nach relevanten Informationen ab (vgl. LAMNEK 1995, 249; ATTESLANDER 1985, 144). Bei der wissenschaftlichen Beobachtung werden zwei Formen unterschieden: systematische und unsystematische Beobachtung. Die systematische Beobachtung erfolgt gemäß vorher festgelegter Regeln, sie findet meist unter isolierten laborähnlichen Bedingungen. Die unsystematische Beobachtung verläuft nicht regelhaft: Dem Beobachter steht es frei, welche Objekte er beobachtet und welche Vorgänge oder Verhaltensweisen er protokolliert. Solche Beobachtung kommt eher in der Feldforschung zur Anwendung. Als Datenerhebungstechnik kommt der systematischen Beobachtung die Rolle eines hypothesentestenden Verfahrens zu, also eines Verfahrens, welches der Prüfung gegebener Fragestellungen dient. Die unsystematische Beobachtung dient der Entdeckung und Entwicklung neuer Fragestellungen und wird daher zu den hypothesengenerierenden Verfahren gerechnet (vgl. BORTZ 1884, 199).

Die Unterscheidung zwischen systematischer und unsystematischer Beobachtung stellt keine strenge Dichotomie dar. Vielmehr lassen sich Beobachtungsformen auf dem zwischen Polen aufgespannten Kontinuum bezüglich des Grades ihrer Systematik einordnen. Je präziser die Regeln formuliert werden, desto eher erfüllen die gewonnen Daten die wissenschaftlichen Anforderungen an Objektivität und Reliabilität (vgl. CLAUSEN/HOSENFELD in STRAUSS/HAAG 1994, 199).

„Beobachtungsverfahren werden meistens benutzt, um das faktische soziale Handeln von Individuen oder Gruppen zu erfassen" (LAMNEK 1995, 244). Für diese Untersuchung wird ein einfacheres Verfahren benötigt. Die Beobachtungskategorien sind in diesem Fall konditionelle Fähigkeiten (motorische Fähigkeiten), die von den Testhelfern nach Dauer, Anzahl oder Erfolg der Ausführung registriert werden. Die Ergebnisse der Beobachtung können in Worten und/oder Zahlen kodiert sein.

Dieses Verfahren dient als Hilfsmittel zur Überprüfung des Tests, der in dieser Untersuchung die wichtigste Rolle spielt. Tests sind im 2. Kapital ausführlich beschrieben. Die Erstellung einer Testbatterie zur Messung der konditionellen Fähigkeiten von Spielern wird in den nächsten Abschnitten näher beschrieben.

3.3 Datenbearbeitung

Zur Bearbeitung der Daten werden Kenntnisse über das Messniveau, statistische Maßzahlen und einige Auswertungsverfahren benötigt. Diese drei Punkte sollen in den folgenden Unterpunkten geklärt werden.

3.3.1 Skalenniveaus

Die Art der Messung wird als Skalenniveau bezeichnet. Skalen können entsprechend ihres Niveaus in verschiedene Typen eingeteilt werden. Die bekanntesten Skalen sind die Nominal-, die Ordinal-, die Intervall- und die Verhältnisskala (vgl. WILLIMCZIK 1999, 14).

„Ein Merkmal (Variable) heißt nominal skaliert, wenn die Ausprägung dieses Merkmals nur Gleichheit oder Verschiedenheit zum Ausdruck bringen" (FLEISCHER 1988, 16).

Die Ausprägung „verheiratet" ist verschieden von der Ausprägung „ledig" des Merkmals „Familienstand". Das Merkmale (die Variable) „Disziplinen des Modernen Fünfkampfs" weist die nominalskalierten Ausprägungen: Reiten (X1), Fechten (X2), Schießen (X3), Schwimmen (X4), Geländelauf (X5) auf.

Nominalskalierte Merkmale sind z.B. das Geschlecht (männlich/weiblich). Das niedrigste Niveau besitzt die Nominalskala. Sie ist eine Kategorisierung von Elementen des Objektbereiches. Man weist den einzelnen Elementen eine Kategorie zu und zählt die Anzahl der Elemente pro Kategorie. Sind zwei Elemente in der gleichen Kategorie enthalten, sind sie bezüglich dieser Merkmalsausprägung gleich. Umgekehrt sind zwei Elemente in verschiedenen Kategorien bezüglich ihrer Merkmalsausprägung ungleich. Für die Kategorien gilt, dass sie trennscharf und erschöpfend sein müssen (vgl. FLEISCHER 1988, 17; PETERSEN/ERDMANN 1975, 107 f). Als Beispiel werde die Menge aller Schüler einer Schule bezüglich der Klassenzugehörigkeit untersucht. Es werde also jedem Schüler seine Klasse zugeordnet. Zwei Schüler sind bezüglich der Zuordnung gleich, wenn sie derselben Klasse angehören, und ungleich, wenn sie verschiedenen Klassen angehören. Exakt definiert und trennscharf bedeutet, dass sich ein Schüler nicht zwei Klassen zuordnen lässt, sich also nicht zwei Klassen überschneiden, wie es im neuen Kurssystem der Oberstufe möglich ist. Erschöpfend heißt, dass jeder Schüler mindestens einer Klasse angehört. Rangmäßig sind Kategorien ungeordnet und eine Nominalskala repräsentiert damit das unterste Messniveau.

„Ein Merkmal heißt ordinal skaliert, wenn die Merkmalsausprägungen neben der Verschiedenheit zusätzlich noch eine Rangordnung (größer, besser, stärker ...) zum Ausdruck bringen" (FLEISCHER 1988, 17).

So ist die Ausprägung „Oberliga" (X1) des Merkmals Fußballamateurklasse verschieden von der Ausprägung „Landesliga" (X2) und besitzt zusätzlich eine höhere Qualität. Auch die Einstufung von Experten („Expertenrating") hinsichtlich der Beurteilung des Talents Jugendlicher im Fußball entspricht einer ordinal Skalierung (sehr gut talentiert, gut talentiert, talentiert, weniger talentiert, nicht talentiert). Die Ordinalskala enthält alle Forderungen der Nominalskala und zusätzlich die Eigenschaft, dass man den Elementen bezüglich der Merkmalsausprägung eine Rangfolge zuordnen kann. Aus diesem Grund wird dieser Skalentyp auch als Rangskala bezeichnet. Es besteht also eine Kleiner-Größer-Relation, wobei über die Größenunterschiede keine Aussage gemacht wird. Als Beispiel sei die Notengebung in einer Klasse angeführt. Die Noten der Schüler lassen die Bildung einer Rangfolge zu, aber es wird nichts darüber ausgesagt, ob die Differenzen zwischen den einzelnen Noten überall gleich sind. Andere Beispiele aus dem Bereich des Sports sind alle Plazierungen in Wettkämpfen und Tabellen von Rundspielen.

„Ein Merkmal heißt intervallskaliert, wenn die Ausprägungen der Variablen neben der Verschiedenheit und Rangordnung noch zusätzlich den Abstand der Merkmalsausprägungen kennzeichnen" (FLEISCHER 1988,18).

Bei der Intervallskala müssen alle Ansprüche der Ordinalskala erfüllt sein und zusätzlich müssen gleiche Skalendifferenzen gleichen Merkmalsdifferenzen entsprechen. Diese Forderung bedeutet, dass die Intervalle zwischen den Merkmalsausprägungen auf der gesamten Skala gleich sind. Ein Beispiel für ein intervallskaliertes Merkmal ist das Merkmal Temperatur gemessen in Grad Celsius. Verglichen seien die beiden Ausprägungen 10 Grad und 20 Grad Celsius. Die ersten drei Kriterien (Verschiedenheit, Rangordnung, Abstand) sind erfüllt. Andere Beispiele aus dem Bereich des Sports sind vor allem Merkmale aus dem Bereich der Sportmotorik i.e.S.(Weiten, Zeiten, Kräfte, Punkte). Sie werden als intervallskaliert angesehen. Entscheidend ist, daß man auf Daten dieser Güte Addition und Subtraktion anwenden kann.

Die Skala mit dem größten Informationsgehalt ist die Verhältnisskala (Ratioskala). „Von einem verhältnisskalierten Merkmal spricht man, wenn zusätzlich zu den bisher aufgeführten drei Kriterien ein Verhältnis zwischen den Ausprägungen angegeben werden kann" (FLEISCHER 1988, 19). Sie wird auch als Absolutheitsskala bezeichnet, da sie zusätzlich zu den Bedingungen der Intervallskala einen absoluten Nullpunkt aufweist. Zusätzlich zu den Rechenoperationen Addition/Subtraktion sind bei ihr auch die Multiplikation und Division möglich.

Als Beispiel seien zwei Weitsprungweiten von 8,00 und 4,00 m verglichen:

- Verschiedenheit: Ein Sprung von 8,00 m ist verschieden von einem Sprung von 4,00 m

- Rangordnung: Ein Sprung von 8,00 m ist weiter als ein Sprung von 4,00 m

- Abstand: Ein Sprung von 8,00 m ist genau 4,00 m weiter als von 4,00 m

- Verhältnis: Ein Sprung von 8,00 m ist genau doppelt so weit wie ein Sprung von 4,00 m. (vgl. WILLIMCZIK 1999, 14; FLEISCHER 1988, 19; PETERSEN/ERDMANN 1975, 107 f).

Die vier Skalenniveaus besitzen eine hierarchische Ordnung, jedes höherwertige Skalenniveau enthält schon die Aussage der vorhergehenden Skalen. Anschaulich wird dies durch die unterschiedlichen mathematischen Symbole, die die Merkmale der einzelnen Skalenniveaus repräsentieren:

Skalenniveau	definierte Relation
Nominalskala	$= / \neq$
Ordinalskala	$= / \neq / < / >$
Intervallskala	$= / \neq / < / > / + / -$
Ratioskala	$= / \neq / < / > / + / - / :$

Abb. 20: Skalenniveau

Erläuterung der mathematischen Symbole:

$=$ gleich; $\neq$ ungleich; $<$ kleiner als; $>$ größer als;
$+$ plus; $-$ minus; $:$ geteilt durch

(vgl. PETERSEN/ERDMANN 1975, 112)

Die kumulative Hierarchie der Skalen ermöglicht es, dass man von einem höheren Messniveau auf eine niedrigere Skala zurückgehen kann. Man kann zum Beispiel Intervalldaten auch auf dem Ordinaleskalenniveau ausdrücken. Man benutzt dann die durch die Intervallskala bestimmte Rangfolge und lässt die Differenz zwischen den Daten unberücksichtigt. Dadurch wird natürlich ein Informationsverlust hingenommen. Man nimmt diesen Verlust jedoch in Kauf, wenn man Daten unterschiedlichen Niveaus miteinander vergleichen will. Grundsätzlich bemüht man sich jedoch, ein möglichst hohes Messniveau zu verwenden, da mit einem höheren Niveau der Daten auch mehr mathematische Operationen zulässig sind. Dies ist auch der Grund dafür, dass die Items möglichst so konstruiert wurden, dass ihre Daten Intervall- oder Ratioskalenniveau besitzen.

3.3.2 Statistische Maßzahlen

„Die Statistik hilft uns mit ihren Berechnungen vielmehr, die Praxis besser zu erkennen und damit Hinweise über eine wirkungsvolle Arbeit in der Praxis zu erhalten" (STEMMLER, R./BECHER, H./REICHSTEIN, G./STEGLICH, W. 1980, 11).

Die Statistik ist eine formale Wissenschaft, die auf ganz unterschiedliche lebensweltliche Gegenstandsbereiche angewendet werden kann. Ihre Bedeutung liegt darin, dass wir uns der statistischen Auswertung Schlussfolgerungen ziehen und geeignete Maßnahmen für die Praxis ableiten. Die historischen Wurzeln der deskriptiven Statistik liegen in den im alten ägyptischen Reich vorgenommenen Tabulierungen, Zählungen und Beschreibungen. So wurden Volkszählungen ursprünglich dazu verwendet, die Anzahl der wehrfähigen Männer oder der für den Bau der Pyramiden verfügbaren Arbeiter zu ermitteln. Die Grundsätze der heutigen Tabulotionsverfahren gleichen denen der Ägypter, allerdings sind – insbesondere im modernen Zeitalter der elektronischen Datenverarbeitungs – spezifische statistische Verfahren und Kennwerte entwickelt worden, die das Ziel verfolgen den Informationsgehalt der Rohdaten noch präziser und verständlicher zu umreißen. Anhand von Methoden der deskriptiven Statistik werden Daten sinnvoll geordnet und in übersichtlicher Form zusammenfassend beschrieben (vgl. HAAG, G. in STRAUSS/HAAG 1999, 157; WILLIMCZIK 1999, 12).

Will man die Menge der Zahlenwerte kurz beschreiben und mit einfachen Kennwerten charakterisieren, verwendet man statistische Maßzahlen. Es existieren zwei große Gruppen dieser Maßzahlen: Mittelwerte und Streuungswerte.

Die häufigsten Mittelwerte, die auch Durchschnittswerte oder Zentralwerte genannt werden, sind:

- Das arithmetische Mittel (Durchschnittswert)
- Der Medianwert (Zentralwert, mittlerer Wert)
- Der Modalwert (Dichtemittel, häufigster Wert)

Weniger gebräuchlich sind:

- Das geometrische Mittel
- Das harmonische Mittel

Um Informationen über die „Mitte" der Daten zu erhalten, stehen die in Tabelle 12 ausgeführten Kennwerte zur Verfügung, deren Auswahl u.a. vom Skalenniveau abhängt.

Skalenniveau	Nominal	Ordinal	Intervall
Lokationsmaß	Modus	Modus	Modus
		Median	Median
		Mittelwert	

Tab. 12: Lokationsmaße

(vgl. HAAG, G. 1999, 173; WILLIMCZIK 1992, 35; FLEISCHER 1988, 43, 173).

Für diese Arbeit werden davon nur das arithmetische Mittel benötigt. Das arithmetische Mittel wird definiert als die Summe aller Messwerte, dividiert durch deren Anzahl bzw. die Summe der Einzelwerte, geteilt durch deren Anzahl. Es wird als Symbol meistens $\bar{x}$ verwendet. Vereinzelt findet sich in der Fachliteratur auch das Symbol M. Es wird wie folgt berechnet:

$$\bar{x} = \frac{1}{n} \sum_{i=1}^{n} x_i$$

(vgl. HAAG, G 1999, 174; WILLIMCZIK 1999, 41; FLEISCHER 1988, 43).

Kommen längere Zahlenreihen vor, bedient man sich einer Berechnung, bei der Anzahl gleicher Werte zu $f_i x_i$ (der Wert x_i wird mit der Anzahl seines Auftreten f_i multipliziert) zusammengefasst werden.

Der Medianwert Md (X) oder Zentralwert „Z" ist jener Messwert, der eine geordnete Reihe von Messwerten halbiert, so dass oberhalb und unterhalb dieses Messwerts 50% der Messwerte liegen. Er wird bei einem ordinaleskalierten Merkmal

115

berechnet. Zur Ermittlung des Zentralwerts wird wie folgt verfahren: Zuerst werden die Merkmalswerte der Größe nach geordnet (vom kleinsten zum größten Wert oder umgekehrt), danach wird der Merkmalswert gesucht, der die geordnete Reihe in genau zwei Hälften teilt. Bei ungerader Anzahl von Messwerten ist dies der mittlere Wert der geordneten Liste, bei gerader Anzahl das arithmetische Mittel der beiden mittlere Werte der geordneten Liste (vgl. HAAG; G. 1999, 174; WILLIMCZIK 1992, 38).

Der Modalwert Mod (X) (Modus, Gipfelwert, Dichtmittel) ist der Wert, der am häufigsten in einer Verteilung auftritt. Der Modus kann direkt abgelesen werden, wenn nur ein Häufigkeitsmaximum auftritt. Er kommt insbesondere beim Vorliegen nominalskalierter Merkmalsausprägungen zum Einsatz (vgl. HAAG, G. 1999, 173; WILLIMCZIK 1992, 39).

Streuungswerte. Statistische Maßzahlen haben zum Ziel, Verteilungen hinreichend genau zu charakterisieren, weil Beschreibung einer Häufigkeitsverteilung allein durch die Berechnung eines Mittelwerts nicht ausreicht. Abb. 21 zeigt deutlich, daß eine Verteilung trotz gleicher zentraler Tendenzen (x, Mdn und Modus) sehr unterschiedliche Streuungen aufweisen kann.

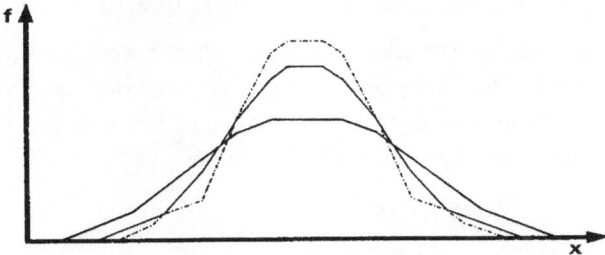

Abb. 21: Verteilungen mit gleichen Mittelwerten $\bar{x}$, aber unterschiedlicher Streuungen.

In diesem Fall ist die Aussagekraft von Mittelwerten darauf begrenzt, daß sie nur Informationen darüber liefern, um welchen Wert sich die Beobachtung zentrieren bzw. welche Werte am häufigsten vorkommen, nicht aber über das Ausmaß, in dem die Werte vom Mittelwert entfernt liegen. Deswegen wird zusätzlich zu den Mittelwerten eine weitere Maßzahl benötigt, die eine vorliegende Häufigkeitsverteilung besser charakterisiert und genauer beschreibt. Dieses erfolgt durch Streuungsmaße. Wie für die Charakterisierung der zentral Tendenzen liegen auch für

116

die Bestimmung der Streuungsmaße unterschiedliche Definitionen und Berechnungsverfahren vor. Verschiedene Maße der Streuung stehen zur Verfügung, um diesem Charakteristikum einer Verteilung Ausdruck zu verleihen. Wie schon bei den Lokationsmaßen hängt die Auswahl u.a. vom Skalenniveau ab (siehe Tabelle 13).

Skalenniveau	Nominal	Ordinal	Intervall
Streuungsmaß		Halber Quartilabstand	halber Quartilabstand
		Range	Range
			Varianz
			Standerdabweichung

Tab. 13: Streuungsmaße

Die gebräuchlichsten Streuungsmaße sind:

- die Variationsbreite (Range)
- die durchschnittliche Abweichung
- die Varianz
- die Standardabweichung

(vgl. HAAG, G.1999, 181; WILLIMCZIK 1999, 48; FLEISCHER 1988, 57).

Die Variationsbreite ist das einfachste Streuungsmaß, sie wird mit R, vereinzelt auch mit v angegeben. Die Variationsbreite gibt an, wie weit die Extremwerte einer Häufigkeitsverteilung von einander entfernt liegen. Sie ist definiert als Differenz zwischen dem größten und kleinsten Merkmalswert.

$R (v) = x_{max} - x_{min}$ x_{max} = größter Wert

X_{min} = kleinster Wert

Voraussetzung ihrer Anwendung ist eine Intervallskalierung der Daten. Die Verteilung der gesamten Werte wird nicht berücksichtigt bei der Variationsbreite und extrem Werte können die Aussage erheblich verfälschen. Ein weiterer Nachteil der Variationsbreite ist der fehlende Bezug dieses Streuungsmaßes zum Mittelwert. Diesen Mangel besitzen die Standerdabweichung und die Varianz nicht. „Beide sind auf den Mittelwert bezogene Streuungsmaße, die eine algebraische Funktion aller Messwerte einer Verteilung darstellen und die eine optimale Schätzung für die Streuung der Grundgesamtheit liefern" (WILLIMCZIK 1999, 48f).

Die durchschnittliche Abweichung wird definiert als das arithmetische Mittel der absoluten Abweichungen aller Messwerte vom Mittelwert. Als Symbol werden e oder AD (average Deviation) angegeben. Sie wird nach folgender Formel berechnet:

$$AD = \frac{1}{n} \sum_{i=1}^{n} \mid x_i - \bar{x} \mid$$

Die durchschnittliche Abweichung wird als statistische Maßzahl heute kaum noch verwendet. Das liegt vor allem daran, dass sie gegenüber der später zu behandelnden Standardabweichung nicht hinreichend zuverlässig Schätzwerte für die Grundgesamtheit liefert (vgl. WILLIMCZIK 1999, 49).

Die Varianz einer Verteilung ist definiert als die SUMME der Abweichungsquadrate aller Meßwerte vom arithmetischen Mittel, dividiert durch die Anzahl der Freiheitsgrade, d.i. die um 1 verminderte Anzahl der Meßwerte. Als Symbol wird (S^2) angegeben. Sie wird nach folgender Formel berechnet:

$$S^2 = \frac{1}{n-1} \sum_{i=1}^{n} (x_i - \bar{x})^2$$

n = Anzahl der Meßwerte

(vgl. WILLIMCZIK 1999, 51).

„Die Standardabweichung s ist die Quadratwurzel aus der Varianz, sie ist das Maß, das angibt, wie stark die einzelnen Merkmalswerte im Durchschnitt vom arithmetischen Mittel abweichen." (WILLIMCZIK 1999, 51)

Als Symbol wird s angegeben, sie stellt ein anschauliches Maß für die Streuung dar, da etwa 68% aller Messwerte im Bereich von x – s bis x + s liegen. Bei der Varianz und der Standardabweichung wird nicht wie bei den Mittelwerten durch die Anzahl der Meßwerte sondern durch die um 1 verminderte Anzahl dividiert. Die um 1 verminderte Anzahl gibt die Freiheitsgrade an. Die Anzahl der Freiheitsgrade hängt von den unabhängigen oder frei bestimmbaren Beobachtungen ab. Die Standardabweichung ist die Quadratwurzel aus der Varianz[1]. Sie wird berechnet nach der Formel:

$$s = \sqrt{\frac{\sum_{i=1}^{n} (x_i - \bar{x})^2}{n-1}}$$

(vgl. WILLIMCZIK 1999, 51; FLEISCHER 1988, 58).

Halber Quartilabstand. Der halbe (mittlere) Quartilabstand (Q) ist die Hälfte des Intervalls, in dem die mittleren 50% einer Verteilung liegen:

$$Q = \frac{Q_3 - Q_1}{2} \qquad Q = \frac{P_{75} - P_{25}}{2}$$

Wobei Q_3 das dritte Quartil angibt (der Wert, unterhalb dessen 75% (P_{75}) der Verteilung liegen und das Q_1 das erste Quartil (der Wert, unterhalb dessen 25% (P_{25}) der Verteilung liegen (vgl. HAAG, G. 1999, 181).

Will man Streuungen miteinander vergleichen, liefert der Variations- oder Variabilitätskoeffizient eine Aussage. Standardabweichung, durchschnittliche Abweichung und Varianz geben Auskunft darüber, wie stark die Messwerte einer Stichprobe um den Mittelpunkt streuen, sie lassen keine Aussage darüber zu, ob Messwerte in unterschiedlichen Stichproben weniger oder stärker streuen. Ist es möglich durch die Variabilitätskoeffizient die Streuung bei Verteilungen mit unterschiedlichen Mittelwerten bzw. Verteilungen unterschiedlicher Merkmale zu beurteilen. Diese Frage ist aber z.B. von Wichtigkeit, wenn unterschiedliche Trainingsmethoden auf ihre Effektivität hin untersucht werden (vgl. WILLIMCZIK 1999, 54; FLEISCHER 1988, 60).

Die Variabilitätskoeffizient wird als Symbol (V) angegeben, und nach folgender Formel berechnet:

$$V = \frac{s}{\overline{x}}$$

Häufig wird er auch als Prozentwert angegeben.

$$V\ (\%) = \frac{s}{\overline{x}} \cdot 100$$

Für diese Arbeit wird ferner die Transformation von Rohwerten in T-Werte benötigt. Diese Umformung wird notwendig, weil zur Bestimmung des Gesamtergebnisses aus den acht Items die Rohwerte nicht einfach aufsummiert werden dürfen. Dies würde nämlich durch die unterschiedliche Streuung der einzelnen Items eine unbeabsichtigte Gewichtung der Items beinhalten.

Umgangen wird dies durch die Transformation in T-Werte. Sie wird folgendermaßen durchgeführt:

$$T_i = 50 + \frac{10(x_i - \overline{x})}{s}$$

3.3.3 Auswertungsverfahren

Sollen Daten von Intervall- oder Ratioskalenniveau verarbeitet werden, muß man zunächst eine Überprüfung der Werte auf Normalverteilung vornehmen. Berechnet wird dabei eine Prüfgröße χ^2, für deren zulässige Größe Tafelwerte vorhanden sind. Die Formel zur Berechnung dieser Prüfgröße lautet:

$$\chi^2 = \frac{(f_{bi} - f_{ei})^2}{f_{ei}}$$

f_{bi} = beobachtete Häufigkeit für den Fall (Klasse)

f_{ei} = aufgrund der theoretischen Verteilung erwartete Häufigkeit für den Fall (Klasse)

χ^2 = Prüfgrößensymbol

Die erwartete Häufigkeit wird berechnet aus:

$$f_{ei} = \frac{i \cdot n}{s} \cdot y$$

i = Klassenintervall

y = die Ordinatenhöhe des Standardwertes z

$$z = \frac{x - \bar{x}}{s}$$

x = Klassenmitte

(vgl. WILLIMCZIK 1999, 159; LIENERT 1969, 173).

Hat man eine Normalverteilung der Intervallskalierten Daten festgestellt, kann man zur Bestimmung des Korrelationskoeffizienten zweier Datenreihen den Maßkorrelationskoeffizienten (Produkt-Moment-Korrelation) r verwenden:

$$r = \frac{\sum_{i-1}^{n} (x_i - \bar{x})(y_i - \bar{y})}{(n-1)s_x s_y}$$

s_x = Standardabweichung der x – Werte

s_y = Standardabweichung der y – Werte

Ist keine Normalverteilung der Daten vorhanden oder liegen nur ordinalskalierte Daten vor, wird das parameterfreie Prüfverfahren des Rangkorrelationskoeffizienten R verwendet:

$$R = 1 - \frac{6 \sum (x_i - y_i)^2}{n(n^2 - 1)}$$

$(x_i - y_i)$ = Differenz der Rangplätze

In dieser Arbeit wird dieses Verfahren sehr häufig Verwendung finden. Zur Rechenerleichterung wird ein Rechenschema zur Berechnung verwandt.

Werden zwei oder mehr Stichproben, wie in dieser Arbeit die Nationalmannschaft und die Spieler der Ersten Liga oder die Nationalmannschaft und die Spieler anderer Länder miteinander vergleichen, so wird der normalverteilungsfreie U-Test von MANN und WHITNEY benutzt. Grundlage der Berechnung sind die Rangplätze. Die Anzahl der Versuchspersonen impliziert verschiedene Anwendungen des U-Test.

Liegt der Fall $9 \leq n \leq 20$ vor, wird folgende Prüfgröße berechnet:

$$U = R_1 - \frac{n_1(n_1 + 1)}{2}$$

$$U^1 = R_2 - \frac{n_2(n_2 + 1)}{2}$$

n_1 = Anzahl der Versuchspersonen der ersten Gruppe

n_2 = Anzahl der Versuchspersonen der zweiten Gruppe

R_1 = Rangsumme der ersten Gruppe

R_2 = Rangsumme der zweiten Gruppe

Zum Vergleich mit dem kritischen Tafelwert $U\alpha, n_1, n_2$ wird der kleinere der beiden Werte U und U^1 benötigt.

α gibt dabei das Signifikanzniveau an. Zur Überprüfung werden zwei Hypothesen aufgestellt:

H_o : die beiden Gruppen besitzen keine signifikanten Unterschiede

H_1 : die beiden Gruppen besitzen signifikante Unterschiede

Als Ergebnis bieten sich zwei Möglichkeiten an:

- wenn $U > U, n_1, n_2$ dann Annahme von H_o

- wenn $U \leq U, n_1, n_2$ dann Annahme von H_1

Für das Signifikanzniveau ist es wichtig, ob eine einseitige oder zweiseitige Fragestellung vorhanden ist. Kann man aus einer Grundvoraussetzung schließen, dass eine Gruppe bessere Leistung hat als eine zweite, so kann man, falls ein signifikanter Unterschied vorliegt, sofort auf die Richtung des Unterschiedes schließen. Bei der zweiseitigen Fragestellung ist dieser Schluß nicht sofort möglich.

Liegt der Fall n > 20 vor, verwendet man ein Verfahren, das die Prüfgröße u sowie die Parameter σ und μ enthält:

$$u = \frac{U - \mu}{\sigma} \quad ; \quad \sigma = n_1 n_2 \sqrt{\frac{(n_1 + n_2 + 1)}{12}}$$

$$\mu = \frac{n_1 n_2}{2}$$

Für dieses Berechnungsverfahren ist es gleichgültig, ob U oder U^1 eingesetzt wird. Die Überprüfung der Hypothesen erfolgt ebenfalls durch den Vergleich mit kritischen Tafelwerten, wobei folgendes gilt:

wenn $u < u_{\alpha,n}$ dann Annahme von H_o

wenn $u > u_{\alpha,n}$ dann Annahme von H_1

Bei diesem Verfahren ist noch darauf hinzuweisen, dass bei häufigen Auftreten von gleichen Rängen ein korrigiertes σ berechnet wird (WILLIMCZIK 1999, 124-128; CLAUSS/EBNER 1977, 230-232).

3.4 Durchführung der Untersuchung

Bei den heute angewendeten Verfahren zur Bestimmung von konditionellen Fähigkeiten im Sportspiel werden Tests verwendet, um die konditionellen Fähigkeiten zu beurteilen. Bei den Tests unterscheidet man zwischen Labor- und Feldtests, zwischen allgemeinen und sportartspezifischen Tests. Ein Beispiel für einen sportartspezifischen Test ist der Schusskrafttest. Tests sind in der erster Linie dazu geeignet, um in der Trainingspraxis elementare Stärken und Schwächen im Konditions- und Technikbereich aufzuzeigen (vgl. WEINECK 1998, 329; BÖS 1987, 19). In diesem Abschnitt soll der chronologische Ablauf der Untersuchung vom Literaturstudium bis zur vorläufig endgültigen Fassung der Testbatterie beschrieben werden.

3.4.1 Erstellung der Testitems

Die Definition des komplexen Merkmals der Kondition im Fußballspiel und die Gliederung in einzelne Bereich sind bereits in 2.6 erfolgt. Danach beschränkt sich der abzutestende

Bereich auf folgende konditionellen Fähigkeiten ohne Ball:

- Ausdauer   - Schnelligkeit
- Kraft   - Beweglichkeit

Um für diese Bereiche Tests zu erstellen, lässt sich zurückgreifen auf eine Literaturstudie der vorhandenen Tests sowie auf Expertenmeinungen und logische Validität.

3.4.1.1 Vorhandene Tests in der Literatur

Die beim Studium der Literatur gefundenen Tests werden in geraffter Form dargestellt, um einen Überblick über das vorhandene Material zu geben und, um einen späteren Vergleich zu erleichtern. Für jeden Test werden der Autor und das Erscheinungsjahr angegeben, die ausführliche Quelle ist im Literaturverzeichnis unter dem Namen des Autors zu finden. Für jeden Test werden der Gültigkeitsbereich und die vorhandenen Gütekriterien genannt. Um das Finden der ausführlichen Testbeschreibungen zu erleichtern, wird zusätzlich die Fundstelle des Tests angegeben.

3.4.1.2 Auswahl des Testitems

Bei der Auswahl der Testitems wird auf die sportmedizinschen Labortests aufgrund von Mangel an Testgeräten und ihrer höheren finanziellen Anforderungen verzichtet.

Aufgrund der Literaturdurchsicht wurden mehrere Tests ausgewählt und durch die Befragung von 12 Fußballtrainern und Experten bestätigt. Dabei waren einige Gesichtspunkte ausschlaggebend, die jeweils bei der folgenden Beschreibung der Items genannt werden. Als erster Bereich der Abschnitt 'Fußballkondition' wird die Ausdauer behandelt. Sie wurde bei der Befragung als ein sehr wichtiger Beitrag zur Spielleistung bezeichnet.

Ausdauer

Beim Fußball ist die Ausdauerleistungsfähigkeit von Bedeutung für die Aufrechthaltung eines hohen Spieltempos, ohne dass sich eine wesentliche Übersäuerung und eine zentrale Ermüdung einstellt. Die am meisten genannten und praktizierten Tests zur Ermittlung der aeroben Ausdauerleistungsfähigkeit sind die Gießener 1 Watt/kg KG-Methode nach Nowacki sowie der Cooper-Test (12-Minuten-Lauf), der Conconi-Test (Feld-Stufen-Test), 5000-m-, 3000-m-, 1500-m-, 1000-m- und Zeitläufe über 8 und 15 Minuten (vgl. NOWACKI 1992, 242 GERISCH/WEBER 1992, 37; GERISCH 1990, 62; GEESE 1990, 27; GROSSER/STARISCHKA 1986; 97; BAUER/UEBERLE 1984, 56; GROSSER/BRÜGGEMANN/ZINTL 1986, 129; CONCONI et al. 1982, 869; COOPER 1970).

Problematisch ist bei all diesen Tests die Frage der Validität, weil aufgrund der hohen Anstrengungen (mit maximaler Geschwindigkeit eine bestimmte Zeit oder eine festgelegte Strecke zu durchlaufen) vielfach nicht allein die aerobe Ausdauer abgetestet wird, sondern eine Mischung aus anaerob-aerober Ausdauer. Trotz dieser Einschränkungen stellen sie ein brauchbares Instrumentarium zur Einschätzung der Ausdauerleistungsfähigkeit dar. Von all diesen Tests wird nach Expertenmeinungen der Cooper-Test ohne Laktatbestimmung ausgewählt, obwohl der Cooper-Test aus sportwissenschaftlicher Sicht erhebliche Nachteile aufgrund verschiedener Störgrößen externer und interner Art aufweist, die das Resultat wesentlich beeinflussen. Ein Vorteil des Cooper-Tests besteht darin, dass er ohne nennenswerten personellen und apparativen Aufwand jederzeit durchführbar ist, und die Ergebnisse unmittelbar nach dem Testende sowohl dem Trainer als auch den Spielern vorliegen.

Während des Saisonbeginns 1987/1988 ermittelte GEESE (1990, 25) mit dem Cooper-Test eine Laufstrecke von 2990 m bei einer Erstliga-Mannschaft. Bei einer Bundesligamannschaft (Arminia Bielefeld) in der Spielsaison 1982/1983 ermittelten GERISCH/TRITSCHOKS eine Laufstrecke von 3019 m (1984, 44).

Cooper-Test

Der Cooper-Test wird auf einer 400-m-Bahn oder auf dem Fußballplatz durchgeführt. Anhand der in 12 Minuten zurückgelegten Strecke lassen sich Rückschlüsse auf die Ausdauerleistungsfähigkeit der Spieler ziehen.

Krafttest

In diesem Bereich unterscheidet man statische und dynamische Krafttests. Statische Krafttests reduzieren den intermuskulären Einfluß, so dass die messbare Maximalkraft primär von Anzahl, Dicke und Vordehnung der kontraktilen Einheiten und ihrer Aktivierbarkeit abhängt. Bei dynamischen Tests nimmt der Einfluß der intermuskulären Koordination zu. Sie beinhaltet das Zusammenspiel der an einer Bewegung beteiligten Muskeln (Agonisten und Antagonisten) in Abhängigkeit von Komplexität und Ausführungsgeschwindigkeit der Testübung (vgl. BENEKE et al. 1990, 165; HOLLMAN 1987, 409; BÜHRLE/SCHMIDTBLEICHER 1981, 11).

Dieser Bereich soll durch vier Items abgedeckt werden. Für die Untersuchung sollen wegen ihrer Bedeutung für das Fußballspiel folgende Kraftbereiche berücksichtigt werden:

- Rumpfkraft
- Sprungkraft
- Schusskraft
- Wurfkraft

Rumpfkraft

Die Rumpfkraft kann durch isometrische oder dynamische Messverfahren ermittelt werden.

Die für die Rumpfkraft entscheidenden Muskeln sind die Bauchmuskeln. Einerseits ist die Rumpfkraft (Bauchkraft) notwendig zur Ausführung schneller Rumpfbewegungen (z.B. Finten, Richtungswechseln etc.), andererseits setzt der Fußballspieler sie zur Ausbalancierung des Rumpfs bzw. zur Aufrechterhaltung der Wirbelsäule ein. Die am meisten angewandten Testverfahren sind:

- Computertomographische Testverfahren (indirekte Methode)
- Leg Lifts (anheben der Beine)
- Hold Half Sit-Ups
- Taschenmesser
- Aufrichten aus der Rückenlage (Sit-Ups)
- Hebung der Beine zur Vorhebhalte (Sprossenwand)
- Dynamometrischer Grundlage (Federkraftmessung, FKm)

(vgl. WEINECK 1998, 334; TAUCHEL/BÄR 1989, 203; SCHMIDT et al. 1990, 70; BENEKE et al. 1990, 166; RAPP/SCHODER 1977, 43; HAAG/DASSEL 1981, 62; BÖS/MECHLING 1983, 132; GROSSER/STARISCHKA 1981, 35-94; FETZ/KORNEXL 1978, 42).

Nach Meinung von Experten wurde das Aufrichten aus der Rückenlage (Sit-Ups) ausgewählt worden. Der Test soll Kraftausdauer und Schnellkraft der Bauch- und Hüftbeugemuskulatur ermitteln.

Aufrichten aus der Rückenlage (Sit-Ups)

Oberkörper Aufrichten aus der Rückenlage in 30 Sekunden

Sprungkraft

Zur Ermittlung der Sprungkraft gibt zwei Methoden: Zeitmessungen und Weiten- bzw. Höhenmessungen.

- bei Zeitmessungen wird die Zeit gemessen, die für eine bestimmte, geringe Anzahl von Wiederholungen mit einer gleichbleibend geringen bis mittleren Last bei maximaler Frequenz benötigt wird. Bei Sprungbelastungen (ein-, beidbeinig) kann auch die Zeit für eine bestimmte Strecke herangezogen werden (vgl. BERGER 1969, 1090).

- bei Weiten- bzw. Höhenmessungen wird die Sprungkraft indirekt über entsprechende Weiten bzw. Höhen ermittelt (vgl. BINZ 1985, 37; GROSSER/STARISCHKA 1986, 64; GEESE 1990, 24).

Aufgrund der großen Bedeutung der Schnellkraft für den Fußballer, kann sie indirekt und auf einfache Weise über verschiedene Sprung-, Schuss- und Sprintkrafttests ermittelt werden (vgl. WEINECK 1998, 336). Zur Ermittlung der Sprungkraft werden folgende Testverfahren verwendet:

- Jump-and-Reach nach Tiefsprung
- Jump-and-Reach mit Anlauf
- Dreierhop (Einbeinhüpfen)
- Hockstrecksprünge mit Zwischenhupf
- Sprunggürtel
- Standweitsprung
- Jump-and-Reach (Sargent Jump Test)
- Contact mat (Force platform)
- Einbeiniger Standsprung mit beidbeiniger Landung

(vgl. SCHNABEL/HAARE/BORDE 1997, 140; BISANZ 1989, 26; WEINECK 1998, 339; BALSOM in BLACKWELL MZV 1994, GEESE 1990, 24; 113-114; BÖS 1987; 219; KRÜGER/NIEDLICH 1985, 40; BAUER/UEBERLE 1984, 56;

NEUMAIER 1983; 138-140; BÖS/MECHLING 1983, 130; GROSSER/STA-RISCHKA 1981, 41; HAAG/DASSEL 1981, 26; FETZ/KORNEXL 1978, 158).

Die Feststellung der vertikalen Sprungkraft ist vor allem deshalb von Bedeutung, weil das erfolgreiche Abschneiden bei Kopfballduellen neben dem richtigen Timing entscheidend von der vorliegenden Sprungkraft abhängig ist. Auch viele Tore werden erzielt bzw. nicht erzielt, weil der Spieler ein gutes bzw. kaum entwickeltes Sprungvermögen besitzt. Auch in der Abwehr ist oftmals die bessere bzw. schlechtere Sprungkraft entscheidend für eine erfolgreiche bzw. misslungene Kopfballabwehr (vgl. WEINECK 1998, 337; HEUCHERT 1978, 114; BISANZ 1989, 26). Nach Meinung von Experten wurde die vertikale Sprungkraft (Jump-and-Reach) ausgewählt.

Bei einer Untersuchung zur Ermittlung der vertikale Sprungkraft bei Fußballspielern, unterschiedlicher Klassen zeigte sich eine Sprunghöhe von 57,5 cm bei Spielern der Bayernliga, 57 cm bei der 1. Bundsliga und 53 cm bei der Am. 1. Bundsliga. Auch änliche Untersuchungen aus der ehemaligen DDR bei Oberligamannschaften erzielten eine Mittelwerthöhe von 79 cm (vgl. GRÜTZNER/ WEINECK 1988, 106; LETZLTER 1986, 177).

FETZ/KORNEXL (1978, 23) geben für 4- bis 12jährige Reliabilitätskoeffizienten zwischen 0,60 und 0,96, für 13- bis 25jährige Reliabilitätskoeffizienten zwischen 0,85 und 0,98 an. Objektivitätskoeffizienten wurden zwischen 0,87 und 0,97 bestimmt.

Jump-and-Reach (Standhochsprung)

Es erfolgt ein beidbeiniger Sprung aus dem Stand mit Anschlagen einer Hand an die Hallenwand (Kreide, Magnesia an die Fingerkuppen).

Wurfkraft

Zur Ermittlung der Kraft der Armmuskulatur werden folgende Testverfahren benutzt:

- Tauklettern
- Medizinballstoß
- Liegestütz
- Klimmzüge
- Bankdrücken und Bankziehen
- Medizinball-Weitwurf
- Druckmessungen

- Geschwindigkeitsmessungen
- Muskelkraftmessungen

(vgl. WEINECK 1998, 342; SCHNABEL/HAARE/BORDE 1997, GEESE 1990, 24; 139; BÖS 1987, 219; KRÜGER/NIEDLICH 1985, 36; GROSSER/STA-RISCHKA 1981, 60; HAAG/DASSEL 1981, 27; FETZ/KORNEXL 1978, 32). Die Ermittlung der Wurfkraft hat für den Fußballer (Feldspieler) nur in der beidarmigen Ausführung, also als Einwurf Bedeutung. Nach Meinung von Experten wurde der Medizinball-Weitwurf aus dem Stand ausgewählt.

Medizinball-Weitwurf

Der Medizinball (3 kg) wird aus leichter Grätsch- oder Schrittstellung im beidarmigen Wurf über den Kopf aus dem Stand nach vorn geworfen.

Schusskraft

Zur Ermittlung der Schusskraft dienen folgende Messverfahren.

- Geschwindigkeitsmessungen
- Spark system (isokinetic dynamometer)
- Muskelkraftmessungen
- Druckmessungen (über entsprechende druckaufnehmende Messplatten)
- Ballweitschießen

(vgl. WEINECK 1998, 342; MALSOM in BLACKWELL MZV 1994, 177; SHAMEL/KASEM 1986; 167; TALAGA 1979; 252; FETZ/KORNEXEL 1978, 140; LANGHOFF 1974, 33; FEUSTEL 1974, 33).

Nach Meinung von Experten wurde das Ballweitschießen ausgewählt.

Ballweitschießen

Der Spieler hat die Aufgabe den Ball in beliebiger Stoßart so weit wie möglich zu schießen, jedoch nicht mit der Fußspitze.

Beweglichkeit

Die Beweglichkeit ist eine besonders wichtige Qualität der fußballspezifischen Leistungsfähigkeit. Sie stellt eine wichtige Basiseigenschaft für die Erarbeitung technischer und koordinativer Fähigkeiten sowie zur Verletzungsvorbeugung dar. Das Maß der Beweglichkeit wird entweder in Graden oder in Zentimetern angegeben. Die allgemeine Beweglichkeit bezieht sich vor allem auf die Beweglichkeit der Wirbelsäule, des Hüftgelenks und des Schultergelenks. Für den Fußballspieler spielt vor allem die Wirbelsäule, das Hüftgelenk und die Beinrückseite (Rumpf-Hüft-Beinbereich) eine wichtige Rolle.

Die Beweglichkeit der Wirbelsäule, der Hüfte sowie der Beinrückseite wird durch folgende Testverfahren ermittelt:

- Sit-and-Reach
- Rumpfbeugen vorwärts
- Rumpfbeugen seitwärts
- Rumpfdrehen seitwärts
- Rumpfbeugen vorwärts im Grätschsitz
- Seit- und Querspagat
- Hürdensitztest
- Manuelle Muskelfunktionsdiagnostik nach JANDA (Beweglichkeitsprüfung)
- Extent Flexibility Test (Beuge- und Streckfähigkeit)
- Dynamic Flexibility Test (Dynamische Beugefähigkeit)

(vgl. WEINECK 1998, 521; FASS et al. 1994, 21; BÖS 1987, 219; KENDALL et al. 1988, 217; AUSTE 1987, 241; BINZ 1985, 38; NEUMAIER 1983, 67; BÖS/ MECHLING 1983, 201; GROSSER/STARISCHKA 1981, 107-114; HAAG/ DASSEL 1981, 81; FETZ/KORNEXL 1978, 87).

Nach Meinung von Experten wurde Rumpfbeugen vorwärts ausgewählt.

Nach GROSSER/STARISCHKA (1981,115) erzielt der Österreichische männl. und weibl. Schüler im Alter von 17/18 Jahre einen Mittelwert von 7,94 cm und 10,97 cm.

FETZ/KORNEXL (1978, 87) bestimmten bei 11-18 jährigen männl. und weibl. Jugendlichen Reliabilitätskoeffizienten zwischen 0,88 und 0,98 und Objektivitätskoeffizienten von 0,95 – 0,98.

Rumpfbeugen vorwärts

Gemessen wird die Entfernung der Fingerspitzen zum Nullpunkt (Niveau der Füße) bzw. die über den Nullpunkt hinausgehende Dehnungsfähigkeit (Angabe in ± cm).

Schnelligkeit

Im Fußball spielt die Schnelligkeit eine wichtige Rolle, insbesondere beim Dribbling, beim Lösen vom Gegenspieler, bei Torschusssituationen, beim Spiel Mann gegen Mann auf engem Raum, bei Doppelpässen und anderen Kombinationsformen im Sprintduell mit Ball sowie nach Pässen in den freien Raum und vielen Aktionen in der Abwehr oder im Angriff etc. Die Schnelligkeit bei unserem Test umfasst die Reaktionsschnelligkeit 10 m, das Beschleunigungsvermögen auf 20 m und die maximale Sprintschnelligkeit auf 50 m. Die anderen Schnelligkeitsfähigkeiten, wie z. B. die Schnelligkeitsausdauer wird als zweitrangige Eigenschaft der Fußballers betrachtet (vgl. WEINECK 1998, 465).

Zur Ermittlung der Schnelligkeit werden folgende Tests verwendet:

- 20-m-Sprint mit Hochstart
- 30-m-Sprint mit Hochstart
- 7×30-m-Pendelspring
- Wendigkeitslauf über 41 m
- Reaktionstest
- Steptest
- 50-m- Sprint
- 20-m- Shuttle runs
- Skipping-Test
- Fliegen 30-m
- Fußtapping

(vgl. WEINECK 1998, 458-464, BALSOM 1994, 107; LEHMANN 1993, 13; GESSE 1990, 26; THEUNE-MEYER/BISANZ 1989, 6; HEYDEN/DROSTE/ STEINHÖFER 1988, 42-43; STIELER/KONZAG/DÖBLER 1988, 117; GROPLER/THIEß 1987, 118; BINZ/WENZEL 1987, 4; AUSTE 1987, 240; GROSSER/ STARISCHKA 1986, 74; KUHN/DORSTE/STEINHÖFER 1985, 46; BAUER/ UEBERLE 1984, 56; HAAG/DASSEL 1981, 51; GROSSER/STARISCHKA 1981, 81; GROSSER 1976, 75).

Nach Meinung von Experten wird der50-m-Sprint ausgewählt.

Bei einer Untersuchung an der Technischen Universität München haben die Senioren der A-Klasse eine Zeit von 6,8 sec und die A-Jugend eine Zeit von 7,2 sec in 50 m erreicht.(vgl. BAUER/UEBERLE 1984, 57). Die Untersuchung von GERISCH/WEBER (1992, 33), bei einer Mannschaft der 2-Bundsliga zur Ermittlung der Antrittsfähigkeit im 10 m und des Beschleunigungsvermögen im 20 m ermittelt als durchschnittliche Bestzeiten auf 10 m eine Zeit von 1,69 sec und auf 20 m eine Zeit von 2,95 sec.

50 m Sprint

Der Start erfolgt aus dem Hochstart nach einem Kommando. Der Spieler soll die Strecke in einer möglichst kurzen Zeit laufen.

Schnelligkeitsausdauer (Kurzzeitausdauer) oder anaerob (alaktazide) Ausdauer

Die Schnelligkeitsausdauer ist für den Fußballer von Bedeutung, wenn er mehrere intensive Belastungen in kurzer Zeitfolge absolvieren muss, z. B. mehrere lange Sprints und Zweikämpfe in schneller Folge. Sie ermöglicht dem Spieler während des gesamten Spiels die maximale Laufschnelligkeit möglichst lange aufrecht zu erhalten, ohne dass es zu einer nennenswerten Abnahme der Antrittsschnelligkeit bzw. des Beschleunigungsvermögens kommt.

Zur Erfassung der Schnelligkeitsausdauer werden folgende Tests verwendet:

- Pendellauf (8 x 10 m = 80 m)
- 5 x 30 m
- 200 m
- 150 m
- 181 m

(vgl. WEINECK 1998, 465; GEESE, 1990, 23; PROBST 1988, 20; BARON et al. 1989, 441; KRÜMMELBEIN et al. 1989, 444; FÖHRENBACH et al. 1986, 22; BAUER/UEBERLE 1984, 57; BISANZ/GERISCH 1988, 32; GERISCH/ TRITSCHOKS 1985, 43)

Nach Meinung von Experten wurde der 200-m-Lauf ausgewählt.

BAUER/UEBERLE (1984, 57) haben in einer Untersuchung an der Technischen Universität München zur Ermittlung spielrelevanter konditioneller Fähigkeiten von Fußballspielern unterschiedlicher Altersklassen für die Senioren der A-Klasse eine Zeit von 30,0 sec, und für die A-Jugend eine Zeit von 31,3 sec im 200-m-Lauf ermittelt.

Der 200 m Lauf

Leichtathletiklauf 200 m Strecke. Der Start erfolgt aus dem Hochstartstellung, der Spieler muss die Strecke in maximaler Schnelligkeit durchlaufen.

3.4.2 Voruntersuchung

Die ausgewählten Tests sollen hinsichtlich folgender Gesichtpunkte untersucht werden:

- Ökonomie (Material, Hilfspersonen, Zeit)
- Praktikabilität
- Schwierigkeitsgrad (Leistungsdifferenzierung)

Diese Punkte müssen überprüft werden, bevor entschieden wird, ob die Items beibehalten oder verändert werden.

Vor dem Beginn der Untersuchungen habe ich sorgfältige Itemkonstruktionen und umfangreiche Voruntersuchungen (100 Spieler und Sportstudenten) durchgeführt, mit dem Ziel, die Testbatterie zu überprüfen und die Testhelfer anzulernen. Diese Maßnahmen sind von großer Bedeutung, um die Durchführungsobjektivität zu überprüfen und zu gewährleisten. Die Hilfspersonen waren Kollegen aus der Leichtathletik (Schiedsrichterverband) und Studenten (Schwerpunkt Fußball). Die Messgeräte wurden vor und nach jedem Testabschnitt geeicht. Mit der vorgenommen Punkteinteilung wurde eine ausreichende Differenzierung der Versuchspersonenleistungen festgestellt. Die Tests sollen unverändert übernommen werden. Sie riefen ferner keine Einwände seitens der Versuchspersonen hervor und wurden daher für die Hauptuntersuchung übernommen.

Die Voruntersuchungen wurden an der jordanischen Universität mit einer Auswahlmannschaft von 20 Spielern durchgeführt, von denen 15 Spieler den gesamten Test absolviert haben. Es gab drei Hilfspersonen in jeder Teststation (zwei Testhelfer und ein Testleiter). Der Haupttestleiter gab den Testhelfern vor dem ersten Testtermin eine Einweisung in die Aufgaben und baute anschließend mit ihnen die Stationen auf, wobei noch eventuelle Fragen geklärt wurden. Er erklärte zu Beginn Sinn und Zweck eines jeden Tests und forderte zur Mitarbeit und zum optimalen Einsatz auf. Die Testhelfer an jeder Station erklärten den Spielern die Übungen und machten sie einmal vor. Die Spieler mussten vor dem Test ausreichend aufgewärmt und mit Sport-bzw. Fußballschuhen bekleidet sein. Die Testhelfer ließen den

Spielern einige Zeit zum Üben und begannen mit der Durchführung der Tests. Die Testhelfer notierten die Testergebnisse auf vorbereiteten Testkarten und registrierten besondere Vorkommnisse, die Einfluss auf die Testleistung haben könnten. Die Testbeschreibungen waren an jeder Station ausgehängt und konnten von den Versuchspieler jederzeit eingesehen werden. Damit wurde Unkenntnis der Übungen als Ursache von Ergebnisverfälschungen ausgeschaltet. Die Interaktion von Testhelfern und Spielern blieb während des Tests auf ein Minimum beschränkt. Am Ende des Tests fertigte der Testleiter ein Testprotokoll an, das folgende Punkte enthielt:

- Datum, Zeit und Ort des Tests
- Anzahl der Versuchspieler
- Art der Geräte und Anlagen
- Organisatorischer Ablauf
- Zwischenfälle
- Beobachtung von Messengenauigkeiten

Der Retest (Testwiederholung) wurde zehn Tage nach dem Test durchgeführt. Dieses Verfahren entspricht dem von BÖS (1987, 130) vorgeschlagenen (Retest-Intervalle zwischen 3 und 14 Tagen). Beim Retest werden die gleichen Bedingungen genau wie beim Test eingehalten (Zeit, Ort etc.).

Wie ich schon erwähnte, sind die Tests in mehrere Stationen aufgeteilt. An jeder Station wird mit zwei Testhelfern und einem Testleiter gearbeitet, um Störungen durch die Spieler zu vermeiden und daher die Überprüfung der Objektivität zu gewährleisten.

Die Reliabilität für die gesamte Testbatterie beträgt = 0,92. Für einzelne Items betragen die Werte 0,99 für den Cooper-Test, 0,93 für Ballweitschießen, 0,84 für den 50-m-Lauf, 0,95 für den Medizinball-Weitwurf, 0,99 für die Beweglichkeit, 0,98 für den 200-m-Lauf, 0,81 für Sit-Ups und 0,84 für den Standhochsprung.

3.4.3 Hauptuntersuchung

Vor der Hauptuntersuchung werden bei den Spielern biochemische, elektrokardiographische und röntgenologische Standarduntersuchungen durchgeführt.

Dadurch waren wichtige Bedingungen gewährleistet, wie z.B.:

- Die Messinstrumente innerhalb einer Messbatterie durften nicht gewechselt werden

- Der individuelle Messfehler wurde so klein wie möglich gehalten

- Die Wägung erfolgte stets unter gleichen Bedingungen

- Der Spieler musste bis auf Turnhose bzw. Gymnastikanzug unbekleidet sein

- Der Platz, auf dem die Tests durchgeführt wurden, war das Fußballfeld der Fakultät für Sportwissenschaft an der jordanischen Universität in Amman

- Die Spieler führten die Tests in Fußballbekleidung aus

- Die Tests waren unter vergleichbaren Bedingungen (Tageszeit, Ort, Erholungszustand, Witterung etc) durchzuführen

- Die Testteilnahme setzte eine Erwärmungsübung mit Elementen der Bewegungen, die im Test auftreten, voraus

- Einhalten ausreichender Pausen zwischen den einzelnen Tests

Die durch die Voruntersuchung bestätigten acht Items wurden noch einmal Experten vorgelegt (Fußballtrainer und Fußballexperten). Die Experten hatten keine Einwände gegen die Items und bestätigten ebenfalls die Gewichtung der Bereiche, die darin bestanden, dass die Kraft mit vier Items, die Schnelligkeit mit vier Items und die anderen Bereiche nur mit je einem Item repräsentiert waren. Damit konnten die auf den nächsten Seiten folgenden Tests in der Hauptuntersuchung verwendet werden.

Nachdem durch das Expertenurteil die inhaltliche Validität und die Reliabilität durch Test und Rettest sowie die Objektivität durch zwei Testhelfer und einen Testleiter gegeben war, kam die Testbatterie mit den jordanischen Fußballspielern der Nationalmannschaft und der Primärliga (Erste Liga) zum Einsatz.

Die Stichprobe für die Hauptuntersuchung besteht aus 124 Spielern der Primärliga (Erste Liga), unter ihnen 24 damalige und aktuelle Nationalspieler. Die Primärliga (Erste Liga) besteht aus 10 Vereinen, die Stichprobe umfasst 70 % aller Spieler, die im jordanischen Fußballverband registriert sind. Aufgrund der Zusammenarbeit zwischen der jordanischen Universität in Amman, dem jordanischen Fußballverband und den Fußballvereinen liegt dem Autor die Genehmigung für die Durchführung der angeführten Untersuchungen vor.

Der Fußballplatz der Sportfakultät stand bis zum Ende der Untersuchungen zur Verfügung und wurde für jede Mannschaft für eine Woche reserviert, um die Untersuchung durchführen zu können. Die Untersuchungen dauerten über die gesamte Vorrunde der Spielsaisons 1997/98 an.

Die Testbatterie wurde auf zwei Trainingstage aufgeteilt:

Erster Tag	**Zweiter Tag**
Standhochsprung	Rumpf Vorwärtsbeugen
Ballweitschießen	50-m-Lauf
Medizinball-Weitwurf	Sit-Ups
200-m-Lauf	Cooper-Test (12 Minuten)

Die detaillierte Beschreibung der Testitems erfolgt auf den nächsten Seiten.

| motorische Fähigkeit:

Kondition:

☞ ☐ [0 1] Ausdauer
➔ anaerobe und aerobe Ausdauer | **TEST 01**

Cooper – Test
(12 - Minuten)

Ausdauer | ϑ ☐ Testgeräte:

☐ Stoppuhr
☐ Laufbahn 400 m oder alt. 200 m
☐ Maßband
☐ Mehrere Hütchen |

ϑ☐ Testanweisung:

Für den Cooper-Test werden auf einer 400 m Bahn in 25 m Abständen Markierungshüttchen als Orientierungshilfe für die Bestimmung der zurückgelegten Strecken aufgestellt. Der Start erfolgt einzeln in 3 Minuten Abständen, um einen unmittelbaren Wettkampfanreiz bzw. eine Tempoangleichung zwischen den Probanden zu vermeiden. Zur Tempoeinteilung werden jeweils beim Passieren der Startlinie Zwischenzeiten zugerufen. Der Proband hat die Aufgabe, aus dem Hochstart in 12 Minuten eine möglichst große Strecke laufend oder gehend zurückzulegen.

ϑ ☐ Wertung:

Registriert und gewertet wird die in 12 Minuten zurückgelegte gelaufene oder gegangene Strecke.

| ☐ Gütekriterien:

♭ ☐ Reliabilität: 0,99
(Zuverlässigkeit)
♭ ☐ Objektivität: 0,99
(Genauigkeit)
♭☐ Validität: 0,99
(Gültigkeit) | ϑ ☐ Geltungsbereich

☐ Jugendliche
☐ Erwachsene | ϑ ☐ Fehlerquelle:

☐ Verlassen der Strecke |

☞ ☐ Bild 01

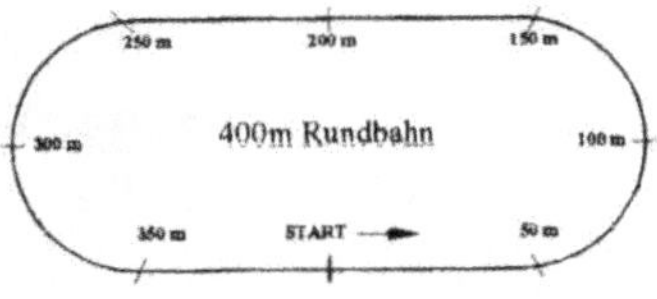

400m Rundbahn

Quelle : GERISCH, G. / TRITSCHOKS, H 1985, 43

Abb. 22: Cooper-Test

Motorische Fähigkeit: **Kondition:** ☞ ☐ [0 2] dynamische Extremitätenkraft ⇒ Schnellkraft der Sprungmuskulatur (Sprungkraft)	**TEST 02** **Standhochsprung Kraft**	**Testgeräte:** ☐ **Wand zur Sprunghöhen-feststellung** ☐ **Kreide oder Magnesia an den Fingerkuppen**

∅ ☐ Testanweisung

Es erfolgt ein beidbeiniger Sprung aus dem Stand mit Anschlagen einer Hand an die Hallenwand (Kreide oder Magnesia an den Fingerkuppen). Nachdem die Reichhöhe des Probanden (Höhe eines Armes), aus dem Sohlenstand, seitwärts zur Wand, gemessen und notiert ist, springt der Proband aus der mittleren Kniebeuge und berührt die Wand mit der Hand. Der höchste Berührungspunkt wird gemessen und notiert.

∅ ☐ Wertung:

Die Differenz zwischen Reichhöhe und Sprunghöhe ergibt die Messgröße. Es erfolgen 2 Versuche, die größere Sprunghöhe wird gewertet.

☐Gütekriterien: ℓ ☐ Reliabilität: 0,94 (Zuverlässigkeit) ℓ ☐Objektivität: 0,99 (Genauigkeit) ℓ ☐ Validität: 0,99 (Gültigkeit)	∅ ☐ Geltungsbereich: ☐ Jugendliche ☐ Erwachsene	∅ ☐ Fehlerquellen: ☐ Schritt vor dem Sprung machen

☞ ☐ Bild 02

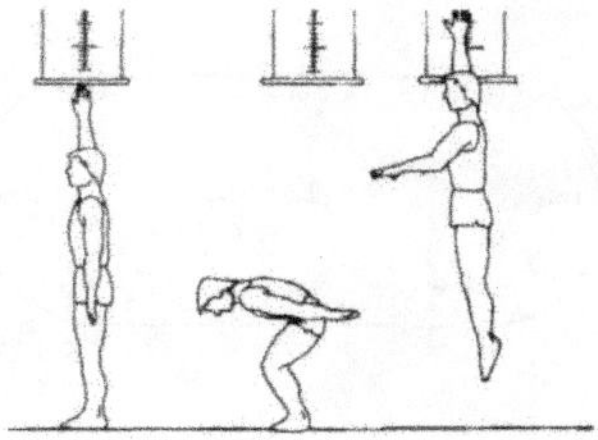

Quelle: WEINECK 1998; 339

Abb. 23: Standhochsprung - Test

137

motorische Fähigkeit: Kondition: ☞ ☐ [03] Schnelligkeit → Kraftschnelligkeit Reaktionsschnelligkeit, Beschleunigungsvermögen, Maximalschnelligkeit	**TEST 03** **50 m Lauf** **Sprintschnelligkeit**	ϑ ☐ **Testgeräte:** ☐ Stoppuhren ☐ Start und Zielmarkierungen ☐ Zielband ☐ Zeitnehmer ☐ Starthilfen ☐ Ebene und horizontale Laufbahn

ϑ ☐ **Testanweisung:**

Benötigt wird eine 50-Meter–Laufbahn oder ein Fußballfeld mit beliebiger Oberfläche. Die Strecke wird in drei Teile geteilt um die Antrittsfähigkeit 10 Meter und das Beschleunigungsvermögen 20 Meter sowie die maximale Sprintschnelligkeit über 50 Meter zu messen. Für jeden Teil wird die Zeit durch zwei Personen mit zwei Stoppuhren mit einer Genauigkeit bis zu 0,1 sec. gemessen. Der Start erfolgt auf das Signal „Fertig" und ein gleichzeitiges Signal durch ein Fähnchen. Der Proband startet aus dem Hochstart und hat die Aufgabe die Strecke so schnell wie möglich zu durchlaufen.

ϑ ☐ **Wertung:**

Gemessen wird Die Zeit vom Kommando "Fertig" bis zum Überlaufen der Ziellinien bei 10, 20 und 50 Meter. Der Proband führt den Test zweimal aus. Gewertet wird das arithmetische Mittel jeder Zeitmessungen des besseren Laufes.

☐ **Gütekriterien:**				ϑ ☐ **Geltungsbereich:**	ϑ ☐ **Fehlerquellen:**
	10 m	20 m	50 m		☐ Frühstart
♭☐ **Reliabilität:**	0,92	0,96	0,86		☐ Ungenaue Messung
(Zuverlässigkeit)				☐ Jugendliche	☐ Mangelhafte Starthilfe
♭☐ **Objektivität:**	0,99	0,98	0,95	☐ Erwachsene	rutschigem Boden.
(Genauigkeit)					
♭☐ **Validität:**	0,99	0,98	0,95		
(Gültigkeit)					

☞ ☐ **Bild 03**

Sprint - Test

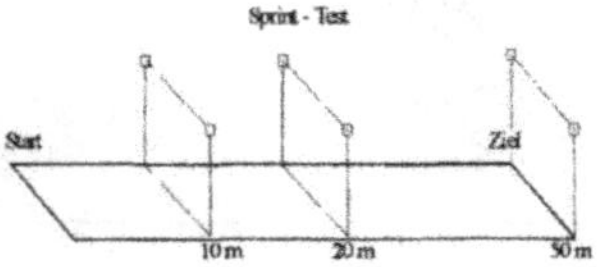

Quelle :GERISCH/WEBER 1992; 33; ISMAEL, S./MAHMUD, J./ABAS, J 1991; 133

Abb. 24: Antrittsfähigkeit, Beschleunigungsvermögen und maximale Sprintschnelligkeit - Test

motorische Fähigkeit: Kondition: ☞ ☐ [0 4] dynamische Kraft der oberen Extremitäten (Schnellkraft der Armmuskulatur)	**TEST 04** **Medizinball – Weitwurf** **Schnellkraft** **(Oberkörpermuskulatur)**	∅ ☐ Testgeräte: ☐ **Medizinball 3 kg.** ☐ **Maßband** ☐ **präparierte Auftrefffläche**

∅ ☐ **Testanweisung:**

Der Medizinball wird aus der leichten Grätsch – oder Schrittstellung im beidarmigen Wurf aus dem Stand über den Kopf nach vorn geworfen. Die Füße müssen bei dem Wurf Kontakt mit dem Boden halten. Nachgehen oder Nachfallen nach erfolgtem Wurf (= Verlassen der Hand) machen den Wurf nicht ungültig.

∅ ☐ **Wertung:**

Es erfolgen 2 Versuche. Die größere Weite wird gewertet.

☐ **Gütekriterien:**	∅ ☐ **Geltungsbereich:**	∅ ☐ **Fehlerquellen:**
∅ ☐ **Reliabilität: 0,96** **(Zuverlässigkeit)** ∅ ☐ **Objektivität: 0,99** **(Genauigkeit)** ∅ ☐ **Validität: 0,99** **(Gültigkeit)**	☐ **Jugendliche** ☐ **Erwachsene**	☐ **Die Füße behalten keinen** **Kontakt mit dem Boden** **während des Wurfes** ☐ **Kein beidarmiger Wurf**

☞ ☐ **Bild 04:**

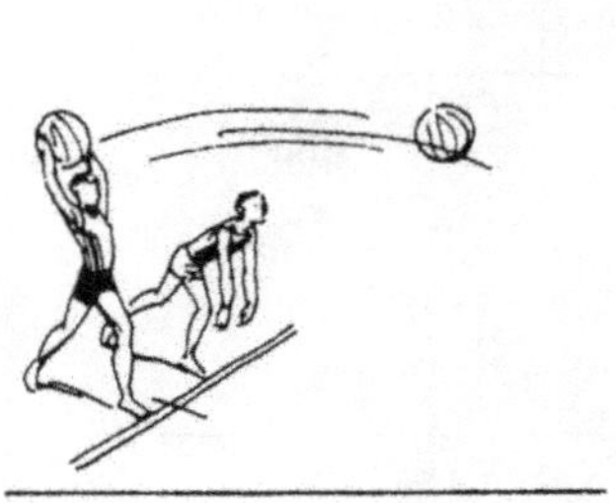

Quelle: HAAG; H. / DASSEL; H 1981; 27

Abb. 25: Medizinball – Weitwurf – Test

Motorische Fähigkeit: Kondition:	**TEST 05**	θ ☐ **Testgeräte:**
☞ ☐ [05] Beweglichkeit → Statische Gelenkigkeit im Hüftgelenk und in der Lendenwirbelsäule	**Rumpfbeugen vorwärts Beweglichkeit**	☐ **Bank, Stuhl oder Kasten mit senkrechter cm – Messschiene (Null-Niveau = Standfläche), Negativwerte nach oben, Positive nach unten.**

θ ☐ **Testanweisung:**

Der Proband steht mit geschlossenen Füßen auf einer Langbank oder auf einem Kasten unmittelbar hinter dem an ihr befestigten Testgerät. Die Fußspitzen schließen mit dem Rand der Bank (des Kastens) ab. Mit gestreckten Beinen beugt der Proband den Oberkörper möglichst stark vor und drückt mit beiden Händen, ohne zu wippen, den Meßschieber so weit wie möglich nach unten. Die Extremstellung muss 2 Sekunden gehalten werden. Der Testhelfer hält die Knie der Testperson, um ein Beugen zu vermeiden.

θ ☐ **Wertung:**

Registriert wird der in der Extremstellung erreichte Wert. Befindet sich der Messschieber über dem Nullpunkt (= Höhe der Standfläche), ergibt sich ein Minuswert, im umgekehrten Fall ein Pluswert. Es ist wichtig, dass eine Aufwärmung der beteiligten Gelenke und Muskeln erfolgt.

☐ **Gütekriterien:**	θ ☐ **Geltungsbereich:**	θ ☐ **Fehlerquellen:**
θ ☐ **Reliabilität: 0,98** (**Zuverlässigkeit)** θ ☐ **Objektivität: 0,98** (**Genauigkeit)** θ ☐ **Validität: 0,98** (**Gültigkeit)**	☐ **Jugendliche** ☐ **Erwachsene**	☐ **Beine werden gebeugt** ☐ **Extremstellung wird nicht 2 Sekunden gehalten**

☞ ☐ **Bild 05:**

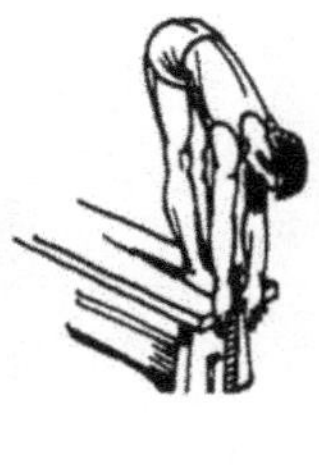

Quelle: WEINECK, J 1998, 521; HAAG, H. / DASSEL, H 1975, 51

Abb. 26: Rumpfbeugen vorwärts – Test

| motorische Fähigkeit:

 Kondition:
 ☞ ☐ [0 6] Ausdauer
 ➔ Schnelligkeit | **TEST 06**

 200 m Lauf

 Schnelligkeitsausdauer | φ ☐ **Testgeräte:**

 ☐ Laufbahn (200 m)
 ☐ 2. Stoppuhren
 ☐ Zielband |

φ ☐ **Testanweisung:**

Leichtathletiklauf 200m Strecke. Der Start erfolgt auf das Signal „Fertig". Der Spieler startet aus der Hochstartstellung und hat die Aufgabe die Strecke so schnell wie möglich zu durchlaufen. Die Zeit wird durch zwei Personen gemessen.

φ ☐ **Wertung:**

Gemessen wird die Zeit vom Kommando „Fertig" zum überlaufen der Ziellinie. Gewertet wird das arithmetische Mittel zweier Messungen (die durchschnittliche Zeit von zwei Stoppungen).

| ☐ **Gütekriterien:**

 ♭ ☐ Reliabilität: 0,98
 (Zuverlässigkeit)
 ♭ ☐ Objektivität: 0,98
 (Genauigkeit)
 ♭ ☐ Validität: 0,99
 (Gültigkeit) | φ ☐ **Geltungsbereich:**

 ☐ Jugendliche
 ☐ Erwachsene | φ ☐ **Fehlerquellen:**

 ☐ Verlassen der Strecke
 ☐ Kommt nicht durch das Zielband |

☞ ☐ **Bild 06**

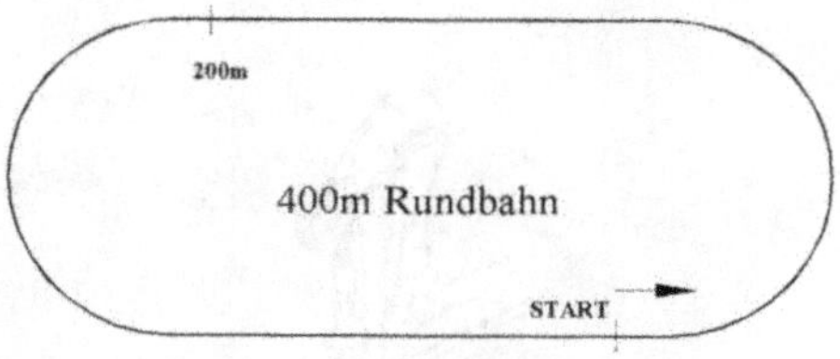

200m

400m Rundbahn

START

Quellen: ISMAEL, S. / MAHMUD, J. / ABAS, J 1991, 142

Abb. 27: Schnelligkeitsausdauer – Test (200 m)

motorische Fähigkeit: **Kondition:** ☞ ☐ [0 7] dynamische Kraft der Bauchmuskulatur ➔ Kraftschnelligkeit und lokale dynamische Kraftausdauer	**TEST 07** **Sit – Up** **Aufrichten aus der Rückenlage** (Bauchmuskelkraft)	∅ ☐ **Testgeräte:** ☐ Stoppuhr ☐ Matte

∅ ☐ Testanweisung:

Der Proband liegt in Rückenlage auf einer Matte oder einer ebenen Oberfläche. Die Füße sind etwa 30 cm auseinander und die Knie 90 Grad gebeugt, während die Hände im Nacken verschränkt sind. Ein Partner kniet zwischen den Füßen des Probanden und drückt sie so auf den Boden, dass die Fersen in dauerndem Bodenkontakt bleiben. Auf das Kommando „Los" richtet sich der Proband auf und berührt seine Knie mit den Ellenbogen (keine Drehung). Darauf geht er wieder unmittelbar in die Ausgangsposition zurück, wobei Rücken und Handrückseite den Boden berühren. Die Übung wird fortlaufend wiederholt, und zwar höchstens 30 Sekunden lang. Die Ausführung erfolgt Partnerweise. Der Proband übt möglichst ohne Pause.

∅ ☐ Wertung:

Gewertet wird die Zahl der Wiederholungen in 30 Sekunden. Das Aufrichten wird gezählt.

☐ **Gütekriterien:**	∅ ☐ **Geltungsbereich:**	∅ ☐ **Fehlerquellen:**
♭ ☐ **Reliabilität: 0,80** (Zuverlässigkeit) ♭ ☐ **Objektivität: 0,98** (Genauigkeit) ♭ ☐ **Validität: 0,98** (Gültigkeit)	☐ Jugendliche ☐ Erwachsene	☐ **Die Hände im Nacken sind nicht verschränkt** ☐ **Rücken und Handrückseite berühren den Boden nicht** ☐ **Ellenbogen berühren die Knie nicht**

☞ ☐ Bild 0 7

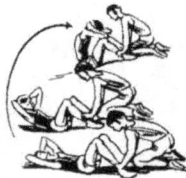

Quelle: HAAG, H. / DASSEL, H 1981, 56

Abb. 28: Sit – Up – Test

technische und motorische Fähigkeit: Kondition: ☞ ☐ [0 8] dynamische → Schnellkraft Kraft der unteren Extremitäten (Schnellkraft der Beinmukulatur)	**TEST 08** **Schnellkraft** **Ballweitschießen**	φ ☐ **Testgeräte:** ☐ Fußbälle ☐ Maßband ☐ Mehrere Fähnchen

φ ☐ **Testanweisung:**

Man legt auf dem Fußballfeld zwei 4 Meter voneinander entfernte, 2 Meter lange und zueinander parallele Linien fest. Diese Linien begrenzen das Anlauffeld des Probanden. Auf die vordere Linie legen wir den Ball. Der Proband hat die Aufgabe den Ball in beliebiger Schussart so weit wie möglich zu schießen, jedoch nicht mit der Spitze (3 Schüsse).

φ ☐ **Wertung:**

Das Testergebnis ist der weiteste Schuss, gemessen mit einer Genauigkeit von 1 Meter an der Stelle, an der Ball nach dem Schuss innerhalb der Abgrenzungen auf die Erde fiel, welche durch Fähnchen sind im Abstand von 10 Metern rechts und links von der Längsachse des Testraumes markiert wurden.

☐ **Gütekriterien:**	φ ☐ **Geltungsbereich:**	φ ☐ **Fehlerquelle:**
♭ ☐ Reliabilität: 0,86 (Zuverlässigkeit) ♭ ☐ Objektivität: 0,98 (Genauigkeit) ♭ ☐ Validität: 0,98 (Gültigkeit)	☐ Jugendliche ☐ Erwachsene	☐ Spot außerhalb der Grenze des Korridors ☐ Schießen mit der Spitze

☞ ☐ **Bild 08**

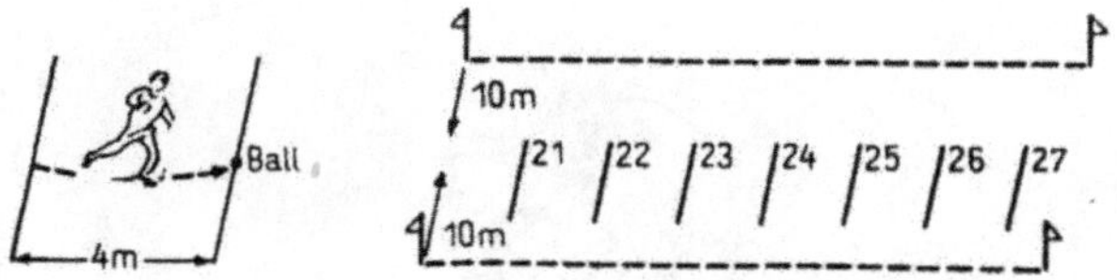

Quelle :TALAGA ,1979; 252

Abb. 29: Ballweitschießen - Test

Name:	Vorname:		Verein:	
1. Cooper - Test (12-Minuten)				
2. Standhochsprung				
3.1. Antrittsfähigkeit (10 – m)				
3.2. Beschleunigungsvermöge n (20 – m)				
3.3. Sprintschnelligkeit (50 – m)				
4. Medizinballweitwurf				
5. Rumpfbeugen – vorwärts				
6. Schnelligkeitsausdauer (200 – m Lauf)				
7. Sit – Up				
8. Ballweitschießen				
Tester:	Datum:		Zeit:	Ort:

Abb. 30: Testkarte

Erläuterung:

zu 1.) Registriert die in 12 Minuten zurückzulaufende oder- zugehende Strecke in Metern

zu 2.) Die Sprunghöhe der Beiden Versuche werden eingetragen

zu 3.1.) Die Zeiten für beide Versuche werden registriert

zu 3.2.) Die Zeiten für beide Versuche werden registriert

zu 3.3.) Die Zeiten für beide Versuche werden registriert

zu 4.) Die Weiten der Beiden Versuche werden notiert

zu 5.) Die in der Extremstellung erreichten Werte wird registriert

zu 6.) Die Zeiten für beide Versuche werden registriert

zu 7.) Die Anzahl der Wiederholungen in 30 Sekunden wird notiert

zu 8.) Die Weiten der drei Versuche werden notiert

4. DARSTELLUNG DER ERGEBNISSE

Die durch die Testbatterie gelieferten Rohwerte sollen in diesem Kapital dargestellt und in den Auswertungsverfahren verwendet werden. Zunächst soll dazu auf
das Datenniveau der Rohwerte eingegangen werden.

4.1 Mittel- und Streuungswerte

Die Daten, die zur Mittelwert- und Streuungswertberechnung verwendet werden,
sind die arithmetischen Mittel der Testrohwerte beider Testhelfer. Es werden also
zum Beispiel beim 50- m Lauf die beste Zeit von Tester 1 und die beste Zeit von
Tester 2 aufsummiert und durch zwei dividiert. Das Resultat wird als neuer Roh-
wert für die Berechnungen verwendet.

In den folgenden Abbildungen werden für jedes Item der Mittelwert $\bar{x}$ die Variationsweite R (v), der Variabilitätskoeffizient V und die Standardabweichung s auf-
geführt. Die graphische Darstellung dieser Daten soll einen Vergleich zwischen
der Nationalmannschaft, den Spielern der ersten Liga und den Gesamtspielern ermöglichen. Grundsätzlich sollen mit den genannten Werten die Eigenschaften der
Rohwerte beschrieben werden.

	$\overline{x}$	s	X_{max}	X_{min}	v
N.M	2909,875	222,7778	3350	2470	7,6559
E.L	2871,11	332,7315	3800	1675	11,5889
Ges	2878,129	314,0464	3800	1675	10,9114

Erläuterungen: N.M = Nationalmannschaft,
E.L = Spieler der ersten Liga
Ges = Gesamtspieler

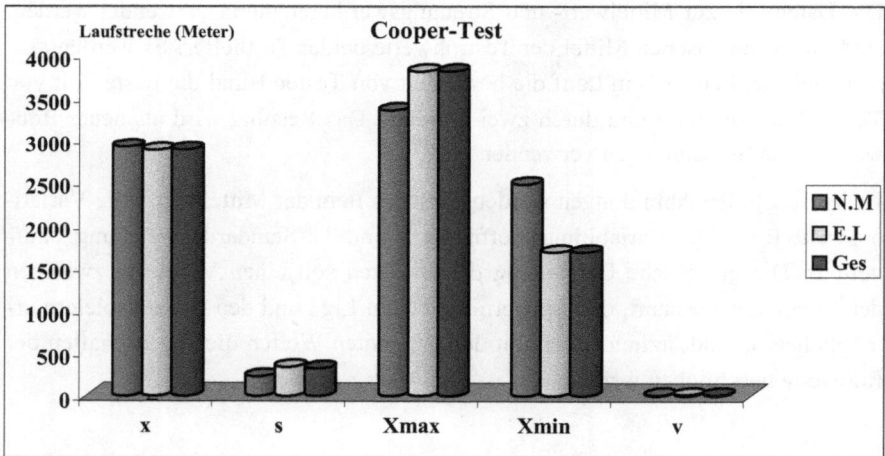

Abb. 31: Cooper-Test – Rohwertbeschreibung

Die in den Erläuterungen von Abbildung 31 genannten Abkürzungen und die Zeichenerklärung gelten auch für die kommenden Abbildungen.

Das arithmetische Mittel des Cooper-Test der Nationalspieler beträgt 2909,875 m, ist höher als bei den Spielern der ersten Liga mit 2871,110 m und höher als bei den ges. Spielern mit 2878,129 m.

Die Standardabweichung weicht um 222,777 m vom Mittelwert 2909,875 bei den Spieler der Nationalmannschaft und um 332,731 m vom Mittelwert 2871,11 m bei den Spielern der ersten Liga und um 314,046 m vom Mittelwert 2878,129 m bei den ges. Spielern ab.

Die Spannweite der Nationalspielern beträgt 3350 m - 2470 m; also 880 Ringe, bei den Spielern der ersten Liga beträgt sie 3800 m - 1675 m; also 2125 Ringe, und bei den ges. Spielern beträgt sie 3800 m - 1675 m; also 2125 Ringe, genau wie bei den Spielern der ersten Liga.

Die relative Streuung bei den Nationalspielern ist geringer als bei den Spielern der ersten Liga und bei den ges. Spielern.

	$\overline{x}$	s	X_{max}	X_{min}	v
N.M	49,4583	7,2411	64	39	14,64081
E.L	49,99	6,6264	64	33	13,24265
Ges	49,9871	6,7224	64	33	13,47523

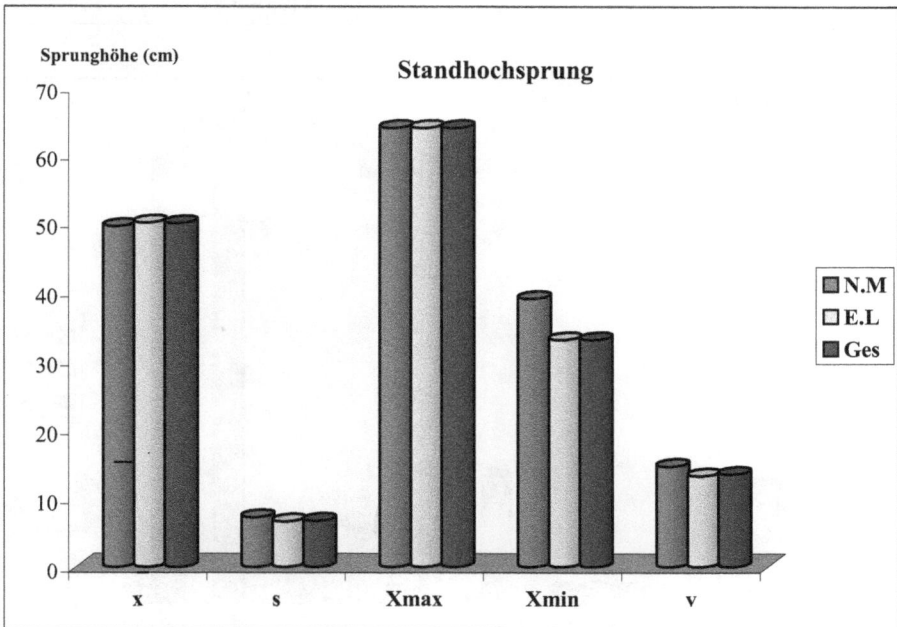

Abb. 32: Standhochsprung. Rohwertbeschreibung

Abweichung von 6,6241 cm vom Mittelwert 49,990 cm bei den Spielern der ersten Liga und um 6,7224 cm vom Mittelwert 49,8871 cm bei den ges. Spielern ab.

Das arithmetische Mittel für den Standhochsprung der Nationalspieler ergibt einen Wert von 49,4583 cm und einen Wert von 49,990 cm für die Spieler der ersten Liga und einen Wert von 49,8871 cm für die ges. Spieler.

Die Standardabweichung weicht bei den Nationalspielern um 7,2411 cm vom Mittelwert 49,4583 Spannweite der Nationalspieler beträgt 64,0 cm - 39,0 cm; also 25,0 Ringe, und bei Spielern der ersten Liga und bei ges. Spielern 64,0 cm - 33,0 cm; also 31,0 Ringe.

Die relative Streuung mit 14,64082 cm bei den Nationalspielern höher als bei den Spielern der ersten Liga und bei den ges. Spielern.

	$\overline{x}$	s	X_{max}	X_{min}	v
N.M	1,9429	0,1262	2,1	1,59	6,4954
E.L	1,9495	0,1505	2,3	1,25	7,7199
Ges	1,9481	0,1456	2,3	1,25	7,4739

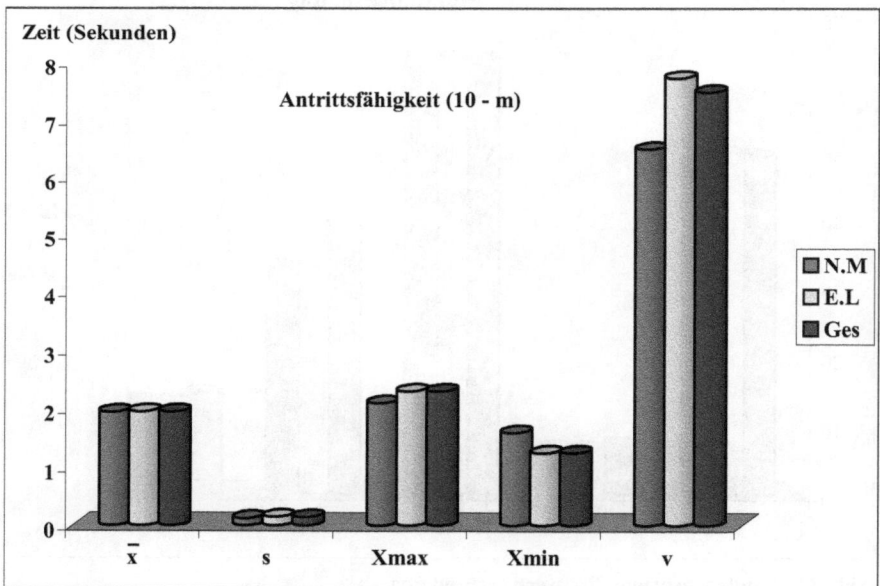

Abb. 33: Antrittsfähigkeit (10 m). Rohwertbeschreibung

Bei der Zeitmessung ist zu bemerken, dass eine kürzere Zeit eine bessere Leistung darstellt.

Das arithmetische Mittel für die Antrittsfähigkeit 10 m ergibt 1,942 sec bei den Spielern der Nationalmannschaft und 1,949 sec bei den Spielern der ersten Liga und einem Wert von 1,948 sec bei den ges. Spielern.

Die Standardabweichung weicht um 0,126 sec vom Mittelwert 1,942 sec bei der Nationalspielern und um 0,150 sec vom Mittelwert 1,949 sec bei den Spielern der ersten Liga und um 0,145 sec vom Mittelwert 1,948 sec bei den ges. Spielern ab.

Die Spannweite der Nationalspieler beträgt 2,1 - 1,59 – also 0,51 Ringe, bei der ersten Liga beträgt sie 2,3 - 1, 25 – also 1,05 Ringe und bei den ges. Spielern beträgt sie 2,3 - 1,25 – also 1,05 Ringe.

Die relative Streuung ist mit 6,495 sec bei den Nationalspielern geringer als bei den Spielern der ersten Liga und bei den ges. Spielern.

	$\overline{x}$	s	X_{max}	X_{min}	v
N.M	3,3475	0,2132	3,78	3,03	6,369
E.L	3,203	0,1839	3,66	2,53	5,41
Ges	3,231	0,1975	3,78	2,53	6,112

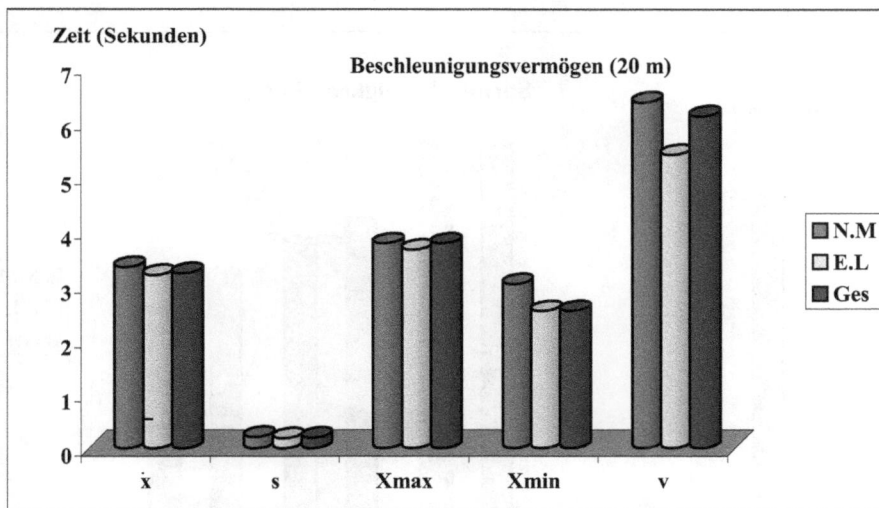

Abb. 34: Beschleunigungsvermögens (20 m). Rohwertbeschreibung

Das arithmetische Mittel für das Beschleunigungsvermögen über 20 m ergibt bei den Nationalspielern einen Wert von 3,3475 sec, einen Wert von 3,2030 sec bei den Spielern der ersten Liga und einen Durchschnittswert von 3,2310 sec bei den ges. Spielern.

Die Standardabweichung ist bei den Nationalspielern am höchsten, sie weicht um 0,2132 sec vom Mittelwert 3,3475 sec gegenüber den Spielern der ersten Liga um 0,1839 sec vom Mittelwert 3,2030 sec und um 0,1975 sec vom Mittelwert 3,2310 sec bei den ges. Spielern ab.

Die Spannweite bei den Nationalspielern beträgt 3,78 sec - 3,03 sec; also 0,75 Ringe, und bei der ersten Liga 3,66 sec - 2,53 sec; also 1,13 Ringe, und bei den ges. Spielern 3,78 sec - 2,53 sec; also 1,25 Ringe.

Die relative Streuung ist bei den Nationalspielern mit 6,3690 sec am größten.

	$\overline{x}$	s	X_{max}	X_{min}	v
N.M	6,7379	0,3449	7,8	6,18	5,11873
E.L	6,7010	0,2810	7,27	5,77	4,1934
Ges	6,7081	0,2933	7,8	5,77	4,37233

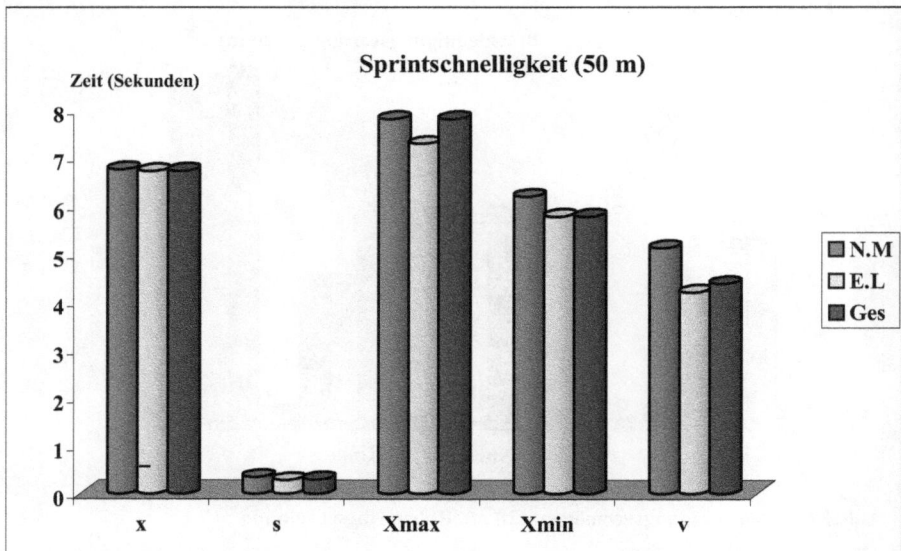

Abb. 35: Sprintschnelligkeit (50 m). Rohwertbeschreibung

Das arithmetische Mittel für den 50 m Lauf ist bei den Spielern der ersten Liga mit 6,701 sec geringer als bei den ges. Spielern mit 6,7081 sec und bei den Nationalspielern 6,7379 sec.

Die Standardabweichung ist bei den Nationalspielern mit 0,3449 sec größer als bei den Spielern der ersten Liga und bei den ges. Spielern.

Die Spannweite für den 50 m Lauf bei den Nationalspielern beträgt 7,8 sec - 6,18 sec – also 1,62 Ringe, bei den Spielern der ersten Liga 7,27 sec - 5,77 sec – also 1,50 Ringe, bei den ges. Spielern 7,8 sec - 5,77 sec; also 2,03 Ringe.

Die relative Streuung ist bei den Nationalspielern mit 5,1187 am größten.

	$\overline{x}$	s	X_{max}	X_{min}	v
N.M	8,463	0,747	10,3	7,5	8,822
E.L	8,194	1,108	11,1	6,0	13,514
Ges	8,246	1,05	11,1	6,0	12,733

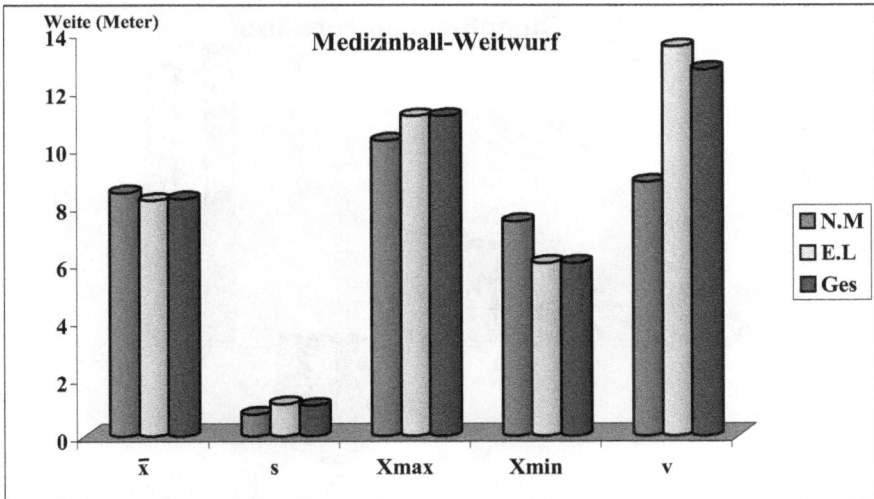

Abb. 36: Medizinball – Weitwurf. Rohwertbeschreibung

Das arithmetische Mittel für den Medizinball – Weitwurf ist bei den National-spielern mit 8,463 m höher als bei den Spielern der ersten Liga mit 8,194 m und höher als bei den ges. Spieler mit 8,246 m.

Die Standardabweichung weicht im Durchschnitt bei den Nationalspielern um 0,747 m vom Mittelwert 8,463 m, und um 1,108 m vom Mittelwert 8,194 m bei den Spielern der ersten Liga und um 1,050 m vom Mittelwert 8,246 m bei den ges. Spielern ab.

Die Spannweite der Nationalspieler beträgt 10,25 m – 7,45 m; also 2,8 Ringe, und bei der Spielern der ersten Liga und ges. Spielern 11,1 m – 6,0m; also 5,1 Ringe.

Die relative Streuung bei den Spielern der ersten Liga ist mit 13,514 m am größten.

	$\bar{x}$	s	X_{max}	X_{min}	v
N.M	11,229	7,5929	22	-11	67,613
E.L	11,01	6,9508	25	-16	63,124
Ges	11,052	7,048,	25	-16	63,771

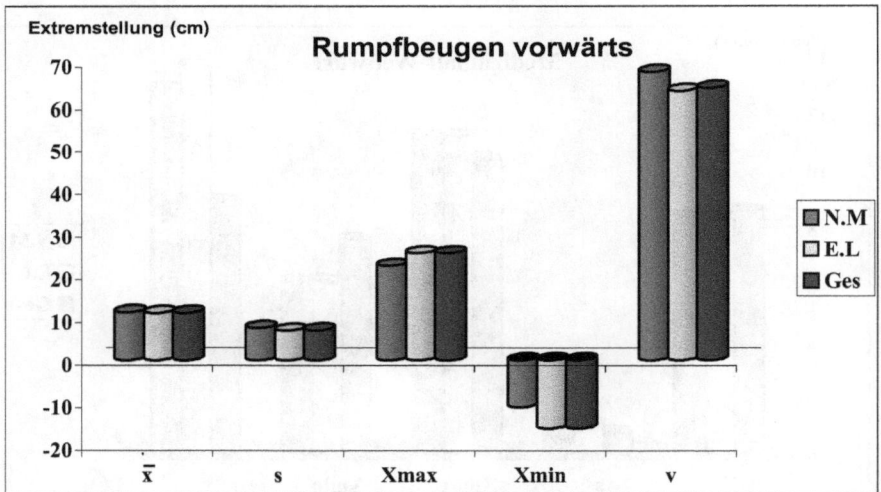

Abb. 37: Rumpfbeugen vorwärts. Rohwertbeschreibung

Das arithmetische Mittel für die Rumpfbeugen vorwärts ist bei den Spielern der Nationalmannschaft mit 11,229 cm höher als bei den Spielern der ersten Liga und bei den ges. Spielern mit 11,020 cm und 11,052 cm.

Bei den Rumpfbeugen vorwärts weicht im Durchschnitt die Standardabweichung um 7,593 cm vom Mittelwert 11,229 cm bei den Nationalspielern und um 6,9508 cm vom Mittelwert 11,010 cm bei den Spielern der ersten Liga, und um 7,048 cm vom Mittelwert 11,0524 cm bei den ges. Spieler ab.

Die Spannweite bei den Nationalspielern beträgt 22,0 m bis -11,0 m – also 33,0 Ringe, und bei den Spielern der ersten Liga und bei den ges. Spielern 25 m bis - 16 m – also 41,0 Ringe.

Die relative Streuung ist bei den Nationalspielern mit 67,613 m gegenüber den Spielern der ersten Liga mit 63,124 m und den ges. Spielern mit 63,771 m am größten.

	$\overline{x}$	s	X_{max}	X_{min}	v
N.M	26,2638	1,1103	29,0	24,35	4,2274
E.L	26,9853	2,0298	34,5	23,10	7,5218
Ges	26,8456	1,9049	34,5	23,11	7,0957

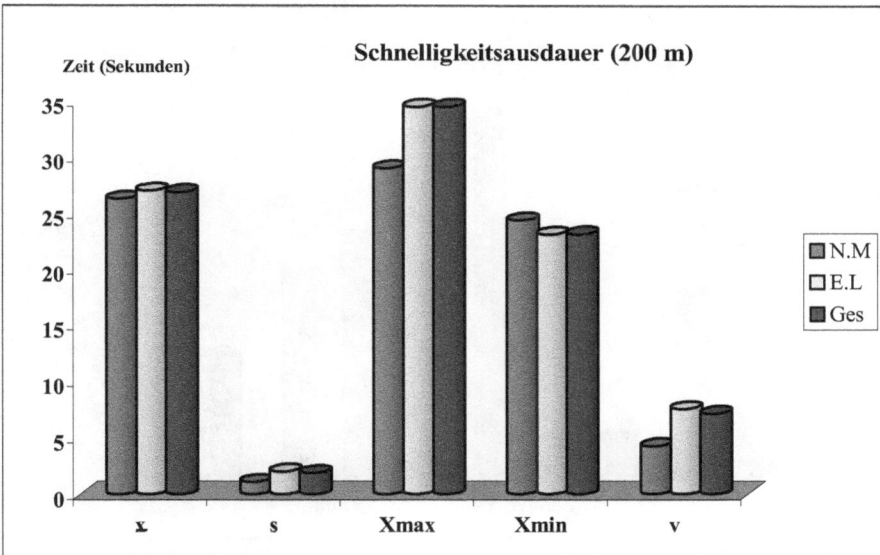

Abb. 38: Schnelligkeitsausdauer (200 m Lauf). Rohwertbeschreibung

Das arithmetische Mittel für den 200 m Lauf zeigt, dass die Mittelwerte von 26,2638 sec bei den Nationalspielern geringer ist als bei den Spielern der ersten Liga mit 26,9853 sec und bei den ges. Spielern mit 26,845 sec.

Die Standardabweichung ist bei den Spielern der ersten Liga größer als die Standardabweichung bei den Nationalspielern und bei den ges. Spielern.

Die Spannweiten bei dem 200 m Lauf der Nationalspieler beträgt 29,0 sec - 24,0 sec; also 8,6 Ringe und bei den Spielern der ersten Liga 34,5 sec - 23,10 sec; also 11,39 Ringe und wie auch bei den ges. Spielern.

Die relative Streuung ist bei den Nationalspielern geringere als bei den Spielern der ersten Liga und bei den ges. Spielern.

	$\overline{x}$	s	X_{max}	X_{min}	v
N.M	30,833	3,897	38	25	12,639
E.L	29,69	3,711	39	21	12,499
Ges	29,911	3,759	39	21	12,567

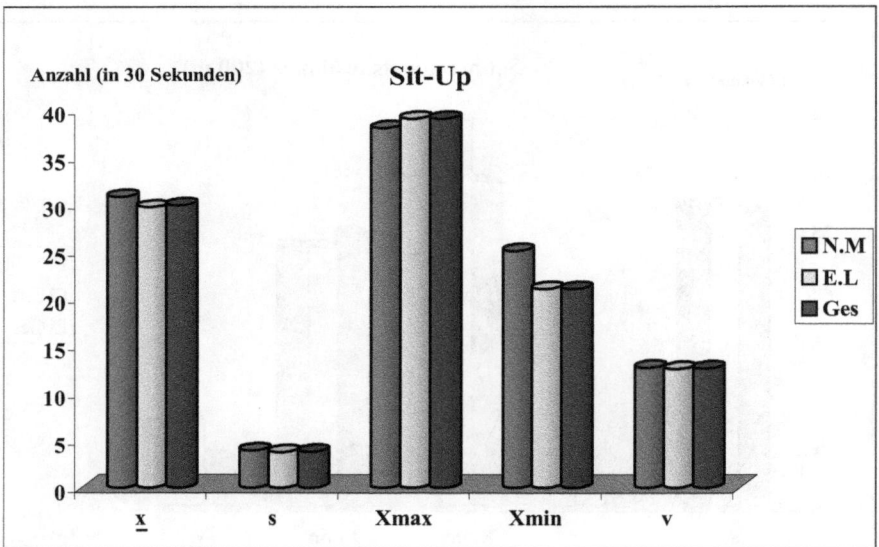

Abb. 39: Sit – Up. Rohwertbeschreibung

Das arithmetische Mittel für die Sit-Ups ist bei den Nationalspielern mit 30,833 Wiederholungen höher als bei den Spielern der ersten Liga mit 29,690 Wiederholungen und bei den ges. Spielern mit 29,911 Wiederholungen.

Die Standardabweichung weicht bei den Nationalspielern um 3,897 Wiederholungen vom Mittelwert 30,833 Wiederholungen, und um 3,711 Wiederholungen vom Mittelwert 29,690 Wiederholungen bei den Spielern der ersten Liga, und um 6,714 Wiederholungen vom Mittelwert 29,911 Wiederholungen bei den ges. Spielern ab.

Die Spannweite bei den Nationalspielern beträgt 38,0 Wiederholungen - 25,0 Wiederholungen – also 13,0 Ringe und bei den Spielern der ersten Liga 39,0 Wiederholungen - 21,0 Wiederholungen – also 18,0 Ringe, wie auch bei den ges. Spielern.

Die relative Streuung mit 12,639 Wiederholungen ist bei den Nationalspielern größer als bei den Spielern der ersten Liga und bei den ges. Spielern.

	$\overline{x}$	s	X_{max}	X_{min}	v
N.M	49,333	5,354	58	40	10,852
E.L	45,710	6,840	65	30	14,963
Ges	46,411	6,714	65	30	14,468

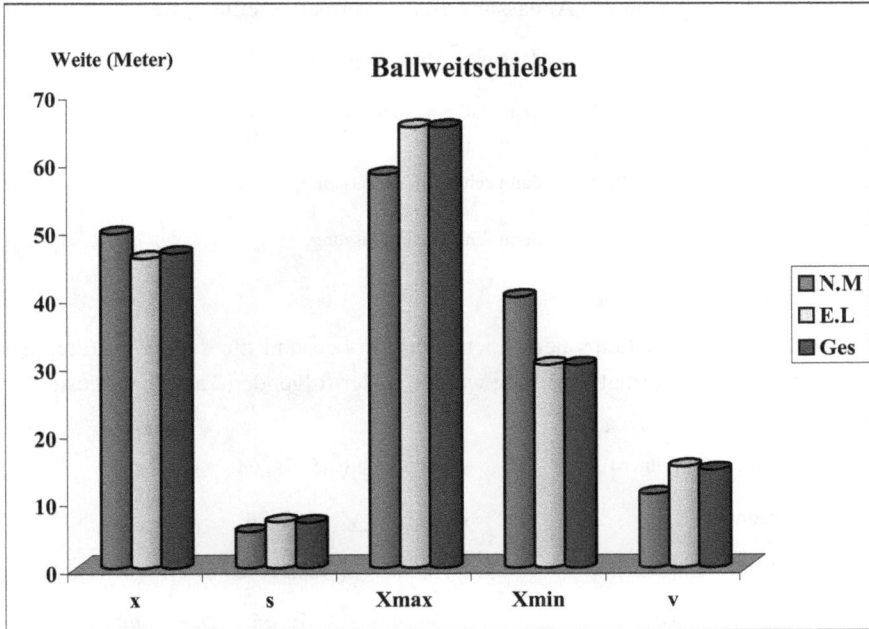

Abb. 40: Ballweitschießen. Rohwertbeschreibung

Das arithmetische Mittel für das Ballweitschießen ist bei den Nationalspielern mit einem Wert von 49,33 m höher als bei den Spielern der ersten Liga mit 45,710 m und bei den ges. Spielern mit 46,411 m.

Die Standardabweichung weicht um 5,354 m vom Mittelwert 49,333 m bei den Nationalspielern, sie ist geringer als bei den Spielern der ersten Liga und bei den ges. Spielern.

Die Spannweite beträgt bei den Nationalspielern 58,0 m - 40,0 m; also 18 Ringe, und bei den Spielern der ersten Liga und bei den ges. Spielern 65 m - 30 m; also 35 Ringe.

Die relative Streuung mit 10,85 m ist bei den Nationalspielern am geringsten.

4.2 Prüfung auf Normalverteilung

Für die Überprüfung der Rohwerteverteilung wird die in 3.3.3. vorgestellt Prüfgröße x^2 bestimmt. LIENERT gibt für die Prüfgröße nachfolgende Güteklassifikation an. Dabei gilt für die Anpassung an die Normalverteilung, wenn:

- $x^2 > x^2_{\alpha;f}$ für ($\alpha \geq 0,5$)   dann gute Anpassung,

- $x^2 > x^2_{\alpha;f}$ für ($0.5 > \alpha \geq 0.2$)   dann mäßige Anpassung,

- $x^2 > x^2_{\alpha;f}$ für ($0.2 > \alpha \geq 0.05$)   dann schwache Anpassung,

- $x^2 < x^2_{\alpha;f}$ für ($\alpha < 0.05$)   dann fehlende Anpassung,

(vgl. LIENERT 1973; 164).

Die für die einzelnen Items berechneten Prüfgrößen und die daraus resultierende Anpassung an die Normalverteilung werden in der folgenden Tabelle dargestellt:

		Anpassung
1. Cooper–Test (12-Minuten)	x^2 98,41 > x^2 51,74; 68	gut
2. Standhohsprung	x^2 40,64 > x^2 16,93; 28	gut
3.1. 10-m-Antrittsfähigkeit	x^2 114,58 > x^2 26,51; 42	gut
3.2. 20-m-Beschleunigsvermögen	x^2 56,64 > x^2 43,19; 56	gut
3.3. 50-m max. Sprintschnelligkeit	x^2 100,56 > x^2 34,76; 51	gut
4. Medizinball-Weitwurf	x^2 42,41 < x^2 48,32; 66	fehlend
5. Rumpfbeugen vorwärts	x^2 104,64 > x^2 18,49; 31	gut
6. 200-m-Lauf	x^2 18,25 < x^2 77,93; 104	fehlend

7. Sit-Up	χ^2 72,30 > χ^2 9,39; 18	gut
8. Ballweitschießen	χ^2 93,00 > χ^2 18,49;30	gut

Tab. 14: χ^2 **- Werte der Einzeltests**

Die Auswertung dieser Daten beeinflusst die weitere Bearbeitung, da für einige Items eine fehlende Anpassung an die Normalverteilung vorliegt. Bei den Items mit fehlender Anpassung können daher nur Verfahren verwendet werden, die keine Normalverteilung voraussetzen. So wird meist nicht die Maßkorrelation sondern die Rangkorrelation benutzt werden müssen.

4.3 Überprüfung der Gütekriterien

4.3.1 Objektivität

Zur Überprüfung der Objektivität werden die Ergebnisse von Tester 1 und Tester 2 miteinander korreliert. Liegt bei dem entsprechenden Items eine Normalverteilung vor, wird der Maßkorrelationskoeffizient berechnet. Im anderen Fall wird der Rangkorrelationskoeffizient R bestimmt. Mit den in Tabelle 15 angegebenen Objektivitätskoeffizienten wird die Auswertungsobjektivität beschrieben.

Testitem	Objektivitätskoeffizient
1. Cooper-Test (12-Minuten)	r = 0,99
2. Standhochsprung	r = 0,99
3.1. 10-m-Antrittsfähigkeit	r = 0,99
3.2. 20-m-Beschleunigsvermögen	r = 0,98
3.3. 50-m max. Sprintschnelligkeit	r = 0,95
4. Medizinball-Weitwurf	R = 0,99
5. Rumpfbeugen vorwärts	r = 0,98
6. 200-m-Lauf-Schnelligkeitsausdauer	R = 0,98
7. Sit-Ups	r = 0,98
8. Ballweitschießen	r = 0,98
9. Testbatterie	= 0,98

Tab. 15 : Objektivitätskoeffizienten

158

Zur Bestimmung des Objektivitätskoeffizienten der Testbatterie werden die Objektivitätskoeffizienten der Einzeltests in Z-Werte transformiert. Die Z-Werte werden aussummiert und durch die Anzahl der Übungen geteilt. Das als Z-Wert vorliegende Resultat wird dann wieder zu einem „normalen" Wert zurücktransformiert.

4.3.2 Reliabilität

Zur Bestimmung der Reliabilität wird das Retestverfahren verwendet. Für die Berechnung des Reliabilitätskoeffizienten wurden die Rohwerte von Test und Retest miteinander korreliert oder sie wird in T-Werte transformiert. Die T-Werte der zehn Items wurden zu einem Gesamtwert aufsummiert. Diese Gesamtwerte des Tests und Retests wurden rangskaliert und anschließend miteinander korreliert.

Testitem	Reliabilitätskoeffizient
Cooper-Test (12-Minuten)	= 0,99
Standhochsprung	= 0,94
3.1. 10-m-Antrittsfähigkeit	= 0,92
3.2. 20-m-Beschleunigsvermögen	= 0,96
3.3. 50-m max. Sprintschnelligkeit	= 0,86
Medizinball-Weitwurf	= 0,96
Rumpfbeugen vorwärts	= 0,98
200-m-Lauf-Schnelligkeitsausdauer	= 0,98
Sit-Ups	= 0,80
Ballweitschießen	= 0,86
Testbatterie	= 0,92

Tab. 16: Reliabilitätskoeffizienten der Rohwerte

4.3.3 Überprüfung des Außenkriteriums

Das Außenkriterium wird vor Durchführung der Tests ermittelt. Es dient der Überprüfung der konditionellen Fähigkeiten der Spieler.

4.3.4 Validität

Bei der Absicherung der Validität sportmotorischer Test werden häufig Expertenratrings als Außenkriterium benutzt (Es wurde dem Außenkriterium Leistungsmessung vorgezogen). Diese Messungsart bei der konditionellen Fähigkeitsüberprüfung wird schon seit längeren bei Vereinen, Sportinstituten und Schulen insbesondere in den Ostblockstaaten praktiziert. Die Auswahl der konditionelle Elemente geschieht dadurch, daß sie von Experten bestimmt werden (inhaltliche Validität). Die Probanden werden in einem Rating nach der Qualität ihrer sportmotorischen Fähigkeiten beurteilt. Es handelt sich dabei um eine indirekte Methode der Rangbildung, bei der nacheinander jeweils zwei Testpersonen hinsichtlich der zu messenden motorischen Fähigkeiten mit einander korreliert werden.

Die Berechnung erfolgt mit dem Rangkorrelationsverfahren nach SPEARMAN (vgl. in NEUMAIER 1983, 174 u. 252 f). Dieser Rangkorrelationskoeffizient R läßt sich vergleichsweise einfach über die Differenzen (d) der Rangplätze der Vpn der beiden Tester ermitteln:

$$R = 1 - \frac{6. \sum d_i^2}{n.(n^2 - 1)}$$

(vgl. NEUMAIER 1983, 174 u. 252 f).

Der Validitätskoeffizient gibt an, wie gut der Einzeltest zwischen konditionell besseren und konditionell schlechteren Fußballern differenziert. Mit diesem Verfahren erhält man einen Validitätskoeffizienten von 0,98, der ebenfalls einer ausgezeichneten Güteklassifikation genügt. In Tabelle 17 sind die errechneten Werte und ihre Güteklassifikation nach MEINIG (vgl. 1975, 65) angegeben.

Einzeltest	Validitätskoeffizient	Güteklassifikation
1. Cooper-Test (12 Minuten)	0,99	Wertvoll für Testbatterien
2. Standhochsprung	0,99	Wertvoll für Testbatterien
3.1. 10-m Antrittsfähigkeit	0,99	Wertvoll für Testbatterien
3.2. 20-m Beschleunigungsvermögen	0,98	Wertvoll für Testbatterien
3.3. 50-m max. Sprintschnelligkeit	0,95	Wertvoll für Testbatterien
4. Medizinball-Weitwurf	0,99	Wertvoll für Testbatterien
5. Rumpfbeugen vorwärts	0,98	Wertvoll für Testbatterien
6. 200-m-Lauf-Schnelligkeitsausdauer	0,99	Wertvoll für Testbatterien
7. Sit-Ups	0,98	Wertvoll für Testbatterien
8. Ballweitschießen	0,98	Wertvoll für Testbatterien
9. Testbatterie	0,98	

Tab. 17: Validitätskoeffizienten der Einzeltests

4.4 Unterschiede zwischen den getesteten Mannschaften

Es wurden vier Mannschaften (die jordanische Fußballiga besteht aus zehn Mannschaften) der Erstliga (Primärliga) untersucht: die Mannschaft El-Gasira (A), die Mannschaft El-Faisaly (B), die Mannschaft El-Wahdat (C) und die Mannschaft El-Ahly (D). Mit dem normalverteilungsfreien U-Test von MANN/WHITNEY werden die Unterschiede zwischen den einzelnen Mannschaften ermittelt.

		Signifikanter Unterschied
A zu B	$U' = 104 > U\ 0,05;\ 17;19 = 99$	nein
A zu C	$U' = 77 < U\ 0,05;\ 17;20 = 105$	ja
A zu D	$U' = 73 < U\ 0,05;\ 17;17 = 87$	ja
B zu C	$U' = 169 > U\ 0,05;\ 19;20 = 119$	nein
B zu D	$U' = 144 > U\ 0,05;\ 17;19 = 99$	nein
C zu D	$U' = 174 > U\ 0,05;\ 17;20 = 105$	nein

Tab. 18: Vergleich der Gruppen

Tabelle 18 zeigt, daß sich nur die Mannschaft El-Gasira (A) von der Mannschaft El-Faiasaly (B) nicht signifikant, aber sich von den anderen Mannschaften signifikant unterscheidet. Aus dem Vergleich läßt sich die Richtigkeit des Unterschieds ableiten. Danach ist die Mannschaft El-Gasira (A) die schwächste Mannschaft und die anderen Mannschaften sind leistungsmäßig etwa gleich stark, da sich keine signifikanten Unterschiede feststellen lassen. Am Ende der Vorrunde landete die Mannschaft El-Wahdat (C) auf dem ersten Platz und die Mannschaft El-Gasira (A) auf dem vorletzten Platz.

Da der Test damit zwischen Fußballern mit guter Kondition und mit schlechter Kondition unterscheidet, wird auch hiermit die Validität der Testbatterie bestätigt.

4.5 Interkorrelation

Zur Feststellung der Zusammenhänge zwischen den Einzeltests werden die Korrelationskoeffizienten mit dem Rangkorrelationsverfahren ermittelt.

Testitems	Test 1	Test 2	Test 3.1	Test 3.2	Test 3.3	Test 4	Test 5	Test 6	Test 7	Test 8
Test 1	-	-0,07	-0,01	-0,09	-0,01	-0,01	0,05	-0,17	0,31	-0,05
Test 2	-	-	-0,14	-0,21	-0,25	0,29	0,13	-0,14	0,03	0,12
Test 3.1	-	-	-	0,60	0,39	0,17	0,00	0,18	-0,10	-0,24
Test 3.2	-	-	-	-	0,43	0,10	0,01	0,25	-0,22	-0,12
Test 3.3	-	-	-	-	-	0,10	0,04	0,50	-0,13	-0,19
Test 4	-	-	-	-	-	-	0,20	0,02	0,03	0,16
Test 5	-	-	-	-	-	-	-	-0,04	0,01	-0,01
Test 6	-	-	-	-	-	-	-	-	-0,32	-0,15
Test 7	-	-	-	-	-	-	-	-	-	0,14
Test 8										-

Tab. 19: Interkorrelationskoeffizienten

Als Richtwerte für die Beurteilung der Höhe von Korrelationskoeffizienten werden genannt:

$|r| = 0$ kein Zusammenhang

$0 < |r| \leq 0{,}4$ niedriger Zusammenhang

$0{,}4 < |r| \leq 0{,}7$ mittlerer Zusammenhang

$0{,}7 < |r| < 1{,}0$ hoher Zusammenhang

$|r| = 1$ vollständiger, idealer Zusammenhang

Die angegebenen Werte sollten nur als Orientierungswerte angesehen und einer Interpretation nicht ausschließlich zugrunde gelegt werden (vgl. WILLIMCZIK 1999, 75).

Wie die Tabelle 19 zeigt, deuten die Korrelationskoeffizienten hin auf einen mehr oder weniger statistisch gesicherten Zusammenhang zwischen dem Item Reaktionsschnelligkeit 10 m (3.1) und den Items Beschleunigungsvermögen 20 m (3.2) und Sprintschnelligkeit 50 m (3.3), wie auch zwischen dem Item Sprintschnelligkeit 10 m (3.1) und Schnelligkeitsausdauer beim 200-m-Lauf (6). Nur das Item Reaktionsschnelligkeit 10 m (3.1) weist keinen statistisch gesicherten Zusammenhang mit dem Item Rumpfbeugen vorwärts (5) auf. Die anderen Items weisen sehr niedrige oder negative statistisch gesicherte Zusammenhänge miteinander auf.

Die Variationsweite der Korrelationskoeffizienten von – 0,25 bis 0,60 zeigt an, daß es sich weder um eine rein homogene noch um eine rein heterogene Testbatterie handelt.

5. DISKUSSION DER ERGEBNISSE UND AUSBLICK

5.1 Diskussion der Hypothesen

In den Hypothesen (1.6) wurden die Forderungen aufgestellt, daß die Testbatterie den Anforderungen der Hauptgütekriterien genügen soll. Die Testbatterie sollte als Meßinstrument objektiv, reliabel und valide sein.

Zu 1): Der Objektivitätskoeffizient der Testbatterie beträgt 0,98. Der nach KRI-KENDALL u.a. (vgl. 1980, 76) und NEUMAIER (vgl. 1983, 158) ausgezeichnete Wert bestätigt die Hypothese, daß die Testbatterie objektiv ist. Eine Einflußnahme von Testleiter oder Testhelfer ist damit auszuschließen. Weiter ist festzustellen, daß auch sämtliche Objektivitätskoeffizienten der Einzeltests mit einer Größe von 0,99 einer ausgezeichneten Güteklassifikation entsprechen. Alle in der Testbatterie vorkommenden Meßweisen, wie z.B. die Laufstrecke, die Anzahl der Wiederholungen innerhalb einer bestimmten Zeit (Cooper-Test und Sit-Ups), die Ermittlung von Entfernungen (Ballweitschießen und Medizinball-Weitwurf), die Ermittlung von Sprunghöhe, die Feststellung von Beweglichkeit beim Rumpfbeugen vorwärts, das Messen von Entfernungen oder Höhen mit Geräten und Metermaß sowie das Messen von Zeiten mit Stoppuhren (10-m, 20-m, 50-m und 200-m-Lauf) besitzen daher eine `ausgezeichnete` Objektivität.

Zu 2): Der Reliabilitätskoeffizient der Testbatterie, der nach dem Retestverfahren ermittelt wurde, liegt mit 0,92 über dem von LIENERT geforderten Minimum von 0,80. Für die Testbatterie kann festgestellt werden, daß der ermittelte Reliabilitätskoeffizient hoch genug ist, um die Hypothese zu bestätigen, daß die Testbatterie reliabel ist. Es sei zusätzlich darauf hingewiesen, daß dieser Reliabilitätskoeffizient, auch den Anforderungen anderer Autoren genügt.

Zu 3): Der Vergleich mit dem Außenkriterium (Expertenurteil) genügt den Gütekriterien Objektivität und Reliabilität in vollem Maße. Die Validitätskoeffizienten von 0,98 sind eine ausgezeichnete Güteklassifikation und nach MEINIG (1975, 65) für die Testbatterien wertvoll. Mit allen drei Werten wird die Hypothese bestätigt, daß die Testbatterie valide ist. Sie kann daher als Meßinstrument zur Überprüfung der konditionellen Fähigkeiten von Fußballspielern verwendet werden.

5.2 Interpretation und Diskussion der Ergebnisse

Bei der Betrachtung der Interkorrelationen der Einzeltests fällt auf, daß Cooper-Test, Standhochsprung, Medizinball-Weitwurf, Rumpfbeugen vorwärts, Sit-Ups und das Ballweitschießen relativ niedrig oder negativ mit den anderen Testsitems korrelieren. Sämtliche Interkorrelationen dieser Items liegen unter 0,31. Diese Testitems enthalten folgende Merkmale: Ausdauer, Kraft und Beweglichkeit. Diese Merkmale können für die niedrigen oder negativen Korrelationskoeffizienten ausschlaggebend sein, hinzu kommt, daß diese Items untereinander relativ niedrig oder negativ korrelieren. Diese Tatsache liegt wohl in den unterschiedlichen Merkmalen begründet.

Der Interkorrelationskoeffizient bei dem Cooper-Test liegt unter 0,31, und mit -0,17 korreliert er mit dem 200-m-Lauf am wenigsten. Bei dem Cooper-Test zeigen die Nationalspieler einen höheren durchschnittlichen Wert und eine geringere Streuung als die anderen Spieler.

Der Standhochsprung weist im Vergleich zu anderen Testitems auch einen niedrigeren Korrelationskoeffizienten auf. Der Interkorrelationskoeffizient liegt unter 0,29 und weist keinen signifikanten Unterschied zu den drei Gruppen auf.

Die Testitems Medizinball-Weitwurf, Rumpfbeugen vorwärts, Sit-Ups und Ballweitschießen zeigen untereinander einen relativ niedrigen Korrelationskoeffizienten. Die Interkorrelationskoeffizienten beim Medizinball-Weitwurf liegen unter 0,29, beim Rumpfbeugen vorwärts unter 0,20, bei den Sit-Ups unter 0,31 und beim Ballweitschießen unter 0,16. Die Nationalspieler weisen höhere arithmetische Mittelwerte und geringere Streuungen auf, als die anderen Spieler. Bei Rumpfbeugen vorwärts und Sit-Ups weisen die Nationalspieler höhere arithmetische Mittelwerte, aber die relative höchste Streuung auf. Beim Ballweitschießen zeigen die Nationalspieler bessere arithmetische Mittelwerte und geringere Streuungen als bei den anderen Gruppen.

Die restlichen Interkorrelationskoeffizienten schwanken zwischen 0,43 und 0,60. Sie korrelieren sehr wenig oder negativ mit den anderen Testitems, jedoch wenig oder mittelmäßig untereinander. Dies überrascht wenig, da sie das Merkmal Schnelligkeit besitzen. Die Nationalspieler weisen beim Antrittsvermögen 10 m einen besseren arithmetischen Mittelwert und weniger Streuung auf, als die anderen Spieler. Bei Beschleunigungsvermögen 20 m und Sprintschnelligkeit 50 m weisen die Spieler der Ersten Liga sowie die gesamten Spieler bessere arithmetische Mittelwerte und eine höhere relative Streuung auf, als die Nationalspieler. Bei Schnelligkeitsausdauer 200 m Lauf zeigen die Nationalspieler einen besseren Mittelwert und relativ geringere Streuung als die anderen Spieler.

Da die meisten der Testitems jedoch einen statistisch gesicherten Zusammenhang aufweisen, drängt sich die Vermutung auf, daß sich die für die Testbatterie ausgewählten konditionellen Bereiche doch mehr überschneiden, als zunächst angenommen wurde. Zum Beweis dieser Vermutung müsste eine Faktorenanalyse vorgenommen werden.

5.3 Vergleich mit anderen Untersuchungen

Wie ein Überblick über die Tests in der Literatur zeigt, existieren kaum Tests im Fußball, die mit dieser Testbatterie vergleichbar sind. Entweder sind keine Gütekriterien angegeben oder die Tests mit Gütekriterien bestehen aus nur einer Übung. Fast alle Test aus der Literaturdurchsicht sind auf ihre Gütekriterien untersucht worden, ebenso der Cooper-Test und der Standhochsprung, die ebenfalls in dieser Testbatterie Verwendung finde

5.4 Anwendungsmöglichkeiten

Der Gültigkeitsbereich der in dieser Arbeit entwickelten Testbatterie beschränkt sich vorerst auf die Spieler. Eine Überprüfung der Testbatterie (gegebenenfalls auch einer verkürzten Testbatterie) auf eine Verwendung in Sportinstituten und in Schulen ist notwendig und sollte durchgeführt werden. Dadurch würde sich der Anwendungsbereich erheblich erweitern.

Gerade den Vereinen, Sportinstituten, Hochschulen und Schulen liefert diese Testbatterie für Trainer und Sportlehrer mit der durch den Validitätskoeffizienten ausgedrückten Gültigkeit die Möglichkeit, objektiv zu gleichen Resultaten wie Experten und Tester zu gelangen.

Dieses Reduzierungsniveau von „Qualitäten" auf „Quantitäten" ist die eigentliche Verbesserung, in der entscheidende Beitrag dieser Arbeit liegt. Damit wird nun auch Nichtexperten die Chance gegeben, mit wenig Aufwand Spieler (und später Studenten und Schüler) objektiv und zuverlässig zu messen und beurteilen. Weitere Verwendungsmöglichkeiten der sportmotorischen Aufgabenbereiche von Tests sind das Training und der Sportunterricht (in Vereinen, Sportinstituten und Schulen).

Zunächst ermöglicht die Testbatterie die Bestimmung des Leistungszustandes sowohl von Einzelspielern bzw. Einzelpersonen, als auch die Bestimmung des Leistungsniveaus einer Mannschaft oder einer Gruppe. Für die weitere Planung und Steuerung von Training und Unterricht in bezug auf das Ausmaß der Förderung der einzelnen konditionellen Fähigkeiten bietet der leistungsdiagnostische Aspekt der Testbatterie eine gute Grundlage.

Für den entwicklungsdiagnostischen Bereich läßt sich die Testbatterie nach bestimmten Zeitspannen wiederholen und liefert damit Rückschlüsse auf die Leistungsentwicklung. Der Test kann daher zu Beginn und zum Ende einer Vorbereitungsperiode, eines Semesters, einer Vorrunde oder eines Halbjahres wertvolle Erkenntnisse liefern. Speziell lassen sich auch Einzeltest als Vor- und Nachuntersuchungen einsetzen, um die Effektivität von Trainingseinheiten oder Unterrichtseinheiten zu überprüfen. Einen günstigen Nebeneffekt liefert die Feststellung von Leistungsfortschritten auch für die Motivation der Spieler, Studenten und Schüler.

Abschließend bleibt festzuhalten, daß diese Testbatterie nicht Anwendung für die Theorie allein erstellt wurde, sondern daß die Anwendung in der Praxis beabsichtigt ist. Die Verwendung der Testbatterie in der Praxis soll zu ihrer Bewährung und Weiterentwicklung beitragen.

5.5 Ausblick auf weiterführende Untersuchungen

Weitere Auswertungsmöglichkeiten dieser Testbatterie sollten untersucht werden. Zuerst sollte eine nochmalige Überprüfung der Reliabilität erfolgen. Der nächste Schritt ist eine Faktorenanalyse. Diese könnte den Beweis dafür liefern, daß sich Fußballkondition nicht aus den vorgegebenen Bereichen, sondern aus weniger Faktoren bestimmen läßt. Eine möglicherweise verkürzte Testbatterie könnte auch eine ökonomische Grundlage für eine Normierung der Testbatterie darstellen. Die Normierung wäre der vorläufige Abschluss der sich eng an die Testbatterie anschließenden Fragen.

Wie in 5.4 festgestellt wurde, kann die Testbatterie (auch mit den oben angegebenen weitergehenden Auswertungsverfahren) als Ausgangspunkt für weiterführende Untersuchungen im diagnostischen, prognostischen, dimensionsanalytischen und experimentellen Bereich unterschiedlich genutzt werden.

Weiterhin ist die Testbatterie ein neuer Ansatz für die analytische Erforschung der komplexen Spielleistung. Damit wird gleichzeitig die Frage nach ähnlichen Test für die Bereiche Technik, Taktik und sittlich-moralische Verhaltensweisen aufgeworfen. Das Ziel soll eine Kombination von Tests sein, die solche Faktoren repräsentieren, die als Maß für eine komplexe Spielleistung gelten.

6. ZUSAMMENFASSUNG

Die im Rahmen der Curriculumdiskussion gestellten Forderungen nach fitnessorientierten Tests bilden den Ausgangspunkt für diese Arbeit. Gerade im Bereich der Sportspiele existieren bisher nur wenige oder kaum standardisierte Tests für den Fußballspieler, die Hochschulen und den Schulbereich. Im Rahmen einer analytischen Vorgehensweise wird in dieser Arbeit die konditionelle Komponente der vielschichtigen Spielleistung im Fußballspiel untersucht.

Das Ziel der Arbeit ist die statistische Absicherung der auf der Grundlage einer Gliederung der Fußballkondition erstellten Testbatterie. Die Hauptuntersuchung wurde mit 124 Spielern der ersten Liga durchgeführt.

Tab. 20: Ergebnisse des sportmotorischen Tests jordanische Fußballspieler (Mittelwerte und Standardabweichungen)

	Einzeltest	Spieler 1. Liga (n = 100)	Nationalspieler (n = 24)
1.	Cooper-Test (12 Minuten)	2871 ± 333 m	2909 ± 223 m
2.	Standhochsprung	50 ± 70 cm	50 ± 7 cm
3.1.	10 m Antrittsfähigkeit	1,95 ± 0,15 s	1,94 ± 0,13 s
3.2.	20 m Beschleunigungsvermögen	3,2 ± 0,18 s	3,4 ± 0,21 s
3.3.	50 m Maximalsprintschnelligkeit	6,7 ± 0,28 s	6,7 ± 0,34 s
4.	Medizinball-Weitwurf (3 kg)	8,2 ± 1,1	8,5 ± 0,8
5.	Rumpfbeugen vorwärts	11 ± 7 cm	11 ± 8 cm
6.	200 m Schnelligkeitsausdauer	27,0 ± 2,0 s	26,3 ± 1,1 s
7.	Sit-Ups	30 ± 4 Wiederholungen	31 ± 4 Wiederholungen
8.	Ballweitschießen	45,7 ± 7 m	49 ± 5 m

Die Mittelwerte und Standardabweichungen des sportmotorischen Tests bei den jordanischen Fußballspielern der ersten Liga (n = 100) und der Nationalmannschaft (n = 24) sind noch einmal in der Tab. 20 Zusammengefasst.

Die Objektivitätskoeffizienten liegen bei 0.98 und höher, was auf die Messung von intervallskalierten Informationsgehalt zurückzuführen ist.

Der mit dem Retestverfahren ermittelte Reliabilitätskoeffizient von 0.92 genügt den testtheoretischen Anforderungen. Die geringe Probandenanzahl (n = 15) muß jedoch als Einschränkung festgehalten werden.

Die Validität der Testbatterie beträgt 0.98. Diese Validitätskoeffizienten entsprechen nach MEINIG einer ausgezeichneten beziehungsweise einer sehr guten Güteklassifikation.

Die damit bezüglich der Hauptgütekriterien abgesicherte Testbatterie hat vorerst nur Gültigkeit für Fußballspieler, eine Erweiterung auf die Hochschulen und den schulischen Bereich soll vorrangiges Ziel weiterführender Untersuchungen sein.

7. LITERATURVERZEICHNIS

ABU-SALIH, M./AWAD, M.:
Introduction to Statistics. Published by John Wiley & Sons. Inc. England 1983

ANDRESEN, R./HAGEDORN, G.:
Steuerung des Sportspiels in Trainings und Wettkampf. Verlag Ingrid Czwalina, Ahrensburg bei Hamburg 1984

ATTESLANDER, P.:
Methoden der empirischen Sozialforschung. Berlin, New York 1985

BALLREICH, R.:
Grundlagen Sportmotorischer Tests. Wilhelm Limpert Verlag GmbH, Frankfurt/M 1970

BARON, R./BACHL, N./PETSCHNIG, R./LIEBENBERGER, S./MALOVIC, P./PROKOP, L.:
Komplexdiagnostik im Fußball. In: Sport – Rettung oder Risiko für die Gesundheit? S. 436 - 441. Böning, Dr. et al. (Hrsg.). Deutscher Ärzte-Verlag, Köln 1989

BARRY, L./JACK, K.:
A Practical Measurements for Evaluation in Physical Education. (3rd ed.). USA 1979.

BARROW, H.M./McGEE, R.:
A Practical Approach to Measurement in Physical Education. (3rd ed.). Lea & Febiger, Philadelphia 1979.

BAUER,G.:
Lehrbuch – Fußball. BLV Verlagsgesellschaft mbH, München, Wien, Zürich 1990

BENEKE,   R./BRÜGGEMANN,   G./BOHNDORT,   K./RITZDORF,
W./HOLLMAN, W.:
Die Bedeutung der Computertomographie in der Muskelkraft-
diagnostik. Dt.Z. Sportmed: 5 (1990), 160 - 168

BENEDEK, E./PALFAI, J.:
Fußball – 600 Übungen. Bartels & Wernitz KG, Berlin-
München-Frankfurt 1980

BINZ, C.:
Konditionstests für das Fußballspiel. Fußballtraining 4+5 (1985),
33 - 38

BINZ, C./WENZEL, J.:
Dem Training der Antrittsschnelligkeit mehr Beachtung schen-
ken. Fußballtraining 8 (1987), 3 - 9

BISANZ, G./GERISCH, G.:
Fußball. Verlag GmbH – Reinbek bei Hamburg 1988

BISANZ, G.:
Weltmeister – und nun? Fußballtraining 9 (1990c), 20 - 22
(Teil 1) und 10 (1990c), 34 – 37 (Teil 2)

BISANZ, G.:
Das Training der 14 – bis 18 jährigen Jungen und Mädchen.
Fußballtraining 5 (1989a), 25 - 29

BISANZ, G./GERISCH, G.:
Aspekte der Europameisterschaft 88 und Konsequenzen für das
Konditionstraining 1. Teil 7 (1988a), 25 - 34 und 2. Teil 10
(1988a), 32 - 36

BORTZ, J.:
Lehrbuch der empirischen Forschung Für Sozialwissenschaftler
(unter Mitarbeit von D. Bongers). Springer, Berlin 1984

BÖS, K.:
Handbuch Sportmotorischer Tests. Verlag für Psychologie. Dr. J.
Hogrefe, Göttingen, Toronto, Zürich 1987

BÖNISCH, G./STEINBACH, G.:

Vorstellung eines Stretching-Programms in Form methodischer Reihen für ausgewählte Muskelgruppen. Medizin und Sport 2 (1990), 57 - 58

BÜHRLE, M.:

Grundlagen des Maximal- und Schnellkrafttraining. Verlag Karl Hofmann, Schorndorf 1985

BÜHRLE, M./SCHMIDTBLEICHER, D.:

Komponenten der Maximal- und Schnellkraft. Sportwissenschaft 1 (1981a), 11 - 27

CLAUSS, G./EBNER, H.:

Grundlagen der Statistik für Psychologen, Pädagogen und Soziologen. Volk und Wissen Volkseigner Verlag, Berlin 1968

DICKHUTH, G./GERISCH, G./BACHL, N./LEHMANN, M./KEUL, L.:

Zur Höchst- und Dauerleistungsfähigkeit von Fußballbundesligaspielern. Leistungssport 11 (1981) 2, 148 - 152

EHLENZ, H./GROSSER, M./ZIMMERMANN, E.:

Krafttraining. BLV. Verlagsgesellschaft mbH, München, Wien, Zürich 1995

FASS, V./FREIWALD, J./JÄGER, A.:

Kraft und Beweglichkeit Teil 1+2. Fußballtraining 3 (1994), 12 - 16

FETZ, F./KORNEXL, E.:

Sportmotorische Tests. Verlag Bartels & Wernitz KG, Berlin, München, Frankfurt/Main 1978

FEUSTEL, R.:

Möglichkeiten des Einsatzes digitaler Meßsysteme in den Sportspielen. Theorie und Praxis der Körperkultur 1 (1974), 32 - 36

174

FLEISCHER, H.:
Grundlagen der Statistik. Studienbrief 15. Hofmann-Verlag, Schorndorf 1988

FRANK, G.:
Konditionstraining mit Ball für untere Amateurklassen. Fußballtraining 11 (1985), 31

GABLER, H./ZEIN, B :
Talentsuche und Talentförderung im Tennis, Beiträge zum 1. Symposium des sportwiss. Beirats des DTB 1983. Verlag Ingrid Czwalina, Ahrensburg bei Hamburg 1984

GABRIEL, S.:
Das Training der Koordinativen Fähigkeiten im F- bis D-Jugendalter. Fußballtraining 1 (1991), 11-16 (Teil 1) und 2 (1991), 27-31 (Teil 2)

GEESE, R.:
Konditionsdiagnose im Fußball. Leistungssport 20 (1990) 4, 23 - 28

GERISCH, G.:
Der Cooper-Test. Zur Frage der Zweckmäßigkeit für die Trainingssteuerung im Fußball. Fußballtraining 5+6 (1990), 61 - 63

GERISCH,G./TRITSCHOKS, H.:
Cooper-Tests und Sprintausdauer-Tests mit und ohne Ball im Fußball. Leistungssport 5 (1985), 42 - 48

GERISCH, G./WEBER, K.:
Diagnostik der Ausdauer und Schnelligkeit im Leistungsfußball. Fußballtraining 11 (1992), 8 + 9, 32 - 38

GERISCH, G./WEBER, K.:
Diagnostik der Ausdauer und Schnelligkeit im Fußball. Fußballtraining 9+10 (1992), 32 – 38

GERISCH, G./RUTEMÖLLER, E.:
Leistungsfußball im Blickpunkt. Sport Buch Strauß, Köln 1989

GROSSER, M./STARISCHKA, S./ZIMMERMANN, E.:
Konditionstraining. BLV Verlagsgesellschaft mbH, München,
Wien; Zürich 1981

GROSSER, M.:
Schnelligkeitstraining. BLV Verlagsgesellschaft mbH, München,
Wein, Zürich 1991

GROSSER, M.:
Krafttraining. BLV Verlagsgesellschaft mbH, München, Wein,
Zürich 1995

GROSSER, M./NEUMAIER, A.:
Kontrollverfahren zur Leistungsoptimierung – Studienbrief 17.
Verlag Hofmann, Schorndorf 1988

GROSSER, M./STARISCHKA, S.:
Das Neue Konditionstraining. . BLV Verlagsgesellschaft mbH,
München, Wein, Zürich 1998

GROSSER, M./STARISCHKA, S.:
Konditionstest. BLV Verlagsgesellschaft mbH, München, Wein,
Zürich 1981

GROSSER, M./ZINTL, F.:
Training der konditionellen Fähigkeiten. Studienbrief 20. Verlag
Hofmann, Schorndorf 1994

GROSSER, M./NEUMAIER, A.:
Kontrollverfahren zur Leistungsoptimierung. Hofmann Verlag,
Schorndorf 1988

GRÖßING, S.:
Einführung in die Sportdidaktik. 7. Auflage, Limpert Verlag,
Wiesbaden 1997

GROPLER, H./THIES, G.:
Die faktorenanalytische Bestimmung der Validität sportmotorischer Tests zur Erfassung von lokomotorischen Schnelligkeits-

176

und azyklischen Schnellkraftmerkmalen. Theorie und Praxis der Körperkultur 2 (1987), 116 - 122

GRÜTZNER, P./WEINECK, J.:
Desmodromisches Krafttraining. Vergleichende Untersuchungen zum konzentrischen und desmodromischen Krafttraining. Kraftmessungen der Beinstreckmuskulatur am „Schnelltrainer". Zulassungsarbeit für die Erste Staatsprüfung für das Lehramt an Gymnasien. Erlangen 1988

HAAG, H./DASSEL, H.:
Fitness-Tests. Verlag Karl Hofmann, Schorndorf 1981

HAAG, H./STRAUSS, B.:
Datenanalysen in der Sportwissenschaft. Verlag Karl Hofmann, Schorndorf 1999

HAAG, H.:
Didaktische und curriculare Aspekte des Sports. Verlag Karl Hofmann, Schorndorf 1972

HAAG, H.:
Einführung in das Studium der Sportwissenschaft. Verlag Karl Hofmann, Schorndorf 1991

HARRE, D.:
Trainingslehre. Sportverlag, Berlin 1985

HAASE, H.:
Die Objektivität der Bewertung komplexer sportlicher Leistung. Leistungssport 2 (1972), 346 - 351

HEIß, R.:
Psychologische Diagnostik: Einführung und Überblick. Göttingen 1964

HERZBERG, P.:
Entwicklungsstand, Aufgaben und Perspektiven sportmotorischer Tests. Theorie und Praxis der Körperkultur 1970, 1, 12 - 23

HEUCHERT, R.:
Zur Struktur des Sprunges und zur Entwicklung der Sprungkraft in den Sportspielen. In: Wiss. Z. DHFK Leipzig 2 (1978)

HOLLMANN, W./HETTINGER. TH.:
Sportmedizin – Arbeits- und Trainingsgrundlagen. Schattauer Verlag, Stuttgart, New York 1990

HORST, S.:
Zum Test im Sportspiel Fußball. Theorie und Praxis der Körperkultur 39 (1990), 324 - 327

ISMAEL, S./MAHMUD, J./ABAS, J.:
Test and Analyse in Football. Published by the Ministry of high Education and Science Research, Uni. Baghdad. Baghdad 1991

JONATH, U./KREMPEL, R.:
Konditionstraining. Rowohlt Taschenbuch Verlag GmbH, Reinbek bei Hamburg 1981

HUBA, K-H.:
Fußball-Weltgeschichte. Copress Verlag GmbH, München 1988

KERN, J.:
Taktik im Sport. Verlag Karl Hofmann, Schorndorf 1989

KINDERMANN, W.:
Fußball und Sportmedizin. Deutsche Zeitschrift für Sportmedizin, (1998), 186 - 191

KROHN,W.:
Wissenschaftsgeschichte. Europäische Enzyklopädie zu Philosophie und Wissenschaften. Rowohlt Taschenbuch Verlag GmbH, Reinbek bei Hamburg 1990

KRÜGER, A./NIEDLICH, D.:
100 Ballspiel – Fertigkeitstest. Verlag Hofmann, Schorndorf 1985

KONZAG, G.:

Zur Diagnostik der Handlungszeit in Verbindung mit handlungs-
relevanten kognitiven Komponenten bei Sportspielern. Theorie
und Praxis der Körperkultur 8 (1983), 592 - 597

KONZAG, G./KRUG, T./LAU, A.:

Zur Objektivierung der Antizipationsfähigkeit bei Sportspielern.
Theorie und Praxis der Körperkultur 37 (1988), 188 - 194

KRÜMMELBEIN, U. /BUHL, C. /CAI, D./NOWACKI, P.:

Neue Methode und Ergebnisse der sportartspezifischen Leistungsdiagnostik im Fußball. Sport – Rettung oder Risiko Für
die Gesundheit? S. 442 - 445. Böning, D., et al. (Hrsg.). Deutscher Ärzte-Verlag, Köln 1989

KUHLOW,A.:

Sportmotorische Tests für Mädchen. Die Leibeserziehung 1969,
8, 261 - 266

KUHN, S./DORSTE, I./STEINHÖFER, D.:

Schnellkraftniveau und Sprintleistung bei Läuferinnen unterschiedlicher Leistungsstärke. Leistungssport 4 (1985), 45 - 50

KUHN, W./MAIER, W.:

Beiträge zur Analyse des Fußballspiels. Verlag Karl Hofmann,
Schorndorf 1978

KUHN, W.:

Zur Leistungserfassung im Sportspiel – Entwicklung einer fußballspezifischen Testbatterie. Beiträge zur Lehre und Forschung
im Sport, Bd. 6. Verlag Karl Hofmann. Schorndorf 1978

KUHN,W.:

Entwicklung einer Fußballspezifischen Testbatterie. Unveröf-
fentlische Manuskript. Köln 1976.

LAMNEK, S.:

Qualitative Sozialforschung, Band 2. Methoden und Technik.
Psychologie Verlags Union, München 1989

LANGHOFF, G.:

Elektronisches Wurfkraftmessgerät. Theorie und Praxis der Körperkultur 1 (1974), 36 - 40

LEHMANN, F.:

Schnelligkeitstraining im Sprint. Problemanalyse, neueste wissenschaftliche Erkenntnisse, Konsequenzen für das kinder- und Jugendtraining. Leichtathletiktraining 4 (1993), 5/6, 9 - 16

LETZELTER, M.:

Trainingsgrundlagen. Rowohlt Taschenbuch Verlag GmbH, Reinbek bei Hamburg 1997

LIENERT, G. A.:

Verteilungsfreie Methoden in der Biostatistik. Meisenheim 1973

LIENERT, G.A.:

Testaufbau und Testanalyse. Verlag Julius Beltz, Weinheim, Berlin, Basel 1969

LOY, R.:

Entwicklungstendenzen im Weltfußball. Fußballtraining 9 (1990c), 23 - 31

MAEL, O.:

Beweglichkeitstraining. Verlag Ingrid Czwalina, Ahrensburg bei Hamburg 1986

MARTIN, D./CARL, K./LEHNERTZ, K.:

Handbuch Trainingslehre. Verlag Karl Hofmann, Schorndorf 1993

MEINIG, D.:

Zur Bestimmung der Validität sportmotorischer Test. Theorie und Praxis der Körperkultur 1 (1975), 51 - 65

NAUL, R.:

Sportwissenschaftliche Analysen zum Frauenfußball. Beiträge und Analysen zum Fußballsport 2. dvs, Clausthl-Zellerfeld, (1987 – 1988), 38 - 57

NEUMANN, H.:

    Basketballtraining (Taktik-Technik-Kondition). Mayer & Mayer Verlag, Aachen 1994

NEUMAIER, A.:

    Sportmotorische Tests in Unterricht und Training. Verlag Karl Hofmann, Schorndorf 1983

NITSCH, J./HACKFORT, D.:

    Der Rote Faden: eine Einführung in die Technik wissenschaftlichen Arbeitens. bps-Verlag, Köln 1994

NITSCH, J./NEUMAIER, A./MARLES, H./MESTER, J.:

    Techniktraining. Verlag Karl Hofmann, Schorndorf 1997

NOWACKI, P. E.:

    Sportmedizinische Leistungsdiagnostik. In: Epersbächer, H. (Hrsg.): Handlexikon Sportwissenschaft. Rowohlt Taschenbuch Verlag, Rheinbek 1992, 237 - 246

NOWACKI, P. E., DE CASTRO.:

    Development of the biological performance of German National Teams (FRG, Juniors and Professionals) In: Bachl, N., Prokop, L., R. Suckert (Eds.): Current topics in Sports Medicine. Proceedings of the 22. World Congress of Sports Medicine Vienna 1982 Urban & Schwarzenberg Verlag, Wien – München – Baltimore 1984, 560 - 575

NOWACKI, P.E./HAFERMANN, P./PSIORZ, J.H.:

    Sportmedizinisches Leistungsprofil einer Bundesligamannschaft. Therapiewoche 34, 1984, 3893 - 3903

NOWACKI, P.E./KRÜMMELBEIN, U./PREUHS, M.:

    Laktatverhalten von Fußballspielern in Training und Wettkampf im Vergleich zur maximalen Laktatazidose bei der Fahrrad- und Laufbandspiroergometrie. In: Kuhn, W./Schmidt, W. (Hrsg.): Analyse und Beobachtung in Training und Wettkampf. Schriften der Deutschen Vereinigung für Sportwissenschaft. Academia Verlag, Sankt Augustin, 47, 1992, 33 - 55

OBEIDAT, M.:

An Analytical Study of the Distances Covered During a Football Match-Play. Unpublished Master's Thesis. University of Jordan, Amman 1998

ORTH, B.:

Einführung in die Theorie des Messens. Stuttgart, Berlin, Mainz 1974

PEMEYER, V.:

Qualitative Spielbeobachtung und Analyse. Leistungssport 3 (1989), 52

PERENI, A./DIE CESARE, M.:
Fußall. Edizioni Correre, Milano 1997

PETERSEN, J./ERDMANN, H.:
Strukturen empirischer Forschungsprozesse. Düsseldorf – Beurath 1975

PETERSON-KENDALL, F. P./E. KENDALL-MCCREARY, E.:
Muscles testing and function. University Park Press, Baltimore, London 1983

PETERS, W.:
Abitur-Training, Trainingslehre Sportleistungskurs. Stark Verlagsgesellschaft mbH, Freising 1998

PÖHLMANN, G./KIRCHNER, G./WOHLFAHRT, K.:
Der psychomotorische Fähigkeitskomplex – seine Kennzeichnung und seine Vervollkommnung. Theorie und Praxis der Körperkultur 28 (1979) 11, 24 - 29

PROBST,H.:

Intervall-Test für Fußballer. Magglingen 11 (1988), 20 - 22

RADNITZKY,G.:

Wissenschaftstheorie, Methodologie. In H. Seiffert & G. Radnitzky (Hrsg.), Handlexikon zur Wissenschaftstheorie, München 1992

RAPP, G./SCHODER, G.:

Motorische Testverfahren. CD-Verlagsgesellschaft, Stuttgart 1995, 32 - 36

REILLY, T.:

Motion characteristics. Handbook of Sport Medicine and Science Football (Soccer). 1994 International Olympic Committee. Oxford Blackwell Scientific Publications, London, Edinburgh, Boston, Melbourne, Paris, Berlin, Vienna 1994

REILLY, T.:

Physiological profile of the player. Handbook of Sport Medicine and Science Football (Soccer). 1994 International Olympic Committee. Oxford Blackwell Scientific Publications, London, Edinburgh, Boston, Melbourne, Paris, Berlin, Vienna 1994

ROTH, K.:

Sportmotorische Tests. Willimczik, K. (Hrsg.): Forschungsmethoden in der Sportwissenschaft. Grundkurs Datenerhebung, Bd. 1. Bad Homburg (1977), 96 - 147

RÖTHIG, P./GRÖßING, S.:

Trainingslehre. Limpert Verlag GmbH, Wiesbaden 1995

RÖTHIG; P.:

Sportwissenschaftliches Lexikon. Verlag Hofmann, Schorndorf 1992

SAß, H.:

Zur Anwendung von Tests in den Sportspielen. Theorie und Praxis der Körperkultur. 34 (1985), 737 - 740

SCHELLENBERGER, H.:

Tachistoskopische Untersuchungen zur Entscheidungssicherheit und Schnelligkeit in Sportspielhandlungen. Medizin und Sport 8 (1988)

SCHELLENBERGER, H.:

Handlungsschnelligkeit und Handlungsgenauigkeit im Sportspiel. Theorie und Praxis der Körperkultur 6 (1986), 427 - 429

SCHLIMPER, L./BRAUSKA, H.-J./KIRCHGÄSSNER, H.:

Ansätze und Probleme bei der Objektivierung und Ausbildung der Handlungsschnelligkeit im Boxen. Theorie und Praxis der Körperkultur 1 (1989), 43 - 47

SCHIFFER, J.:

Schnelligkeits-trainingsmethodische, biomechanische, leistungsphysiologische und leistungsdiagnostische Aspekte. Ein kommentierte Bibliographie. Sport und Strauß, Edition Sport, Köln 1993

SCHMIDT, H./KRAFT, W/ROTTE, K.-H./HAGEN, H.:

Pilotstudie zur Diagnostik von Muskelflächen des Oberschenkels mittels Computertomographie (CT). Medizin und Sport 30 (1990), 70 - 72

SCHNABEL, G./HARRE, D./BORDE, A.:

Trainingswissenschaft, Leistung –Training – Wettkampf. Sportverlag, Berlin 1997

SELG, H./BAUER, H.:

Forschungsmethoden der Psychologie. Stuttgart 1976

STEMMLER, R./BECHER, H./REICHSTEIN, G./STEGLICH, W.:

Statistische Methoden im Sport. Sportverlag, Berlin 1980

STEYER, R.:

Theorie kausaler Regressionsmodelle. Stuttgart 1992

STIEHLER, G./KONZAG, I./DÖBLER, H.:

Sportspiele. Sportverlag, Berlin 1988

STRAUSS, B./HAAG, H.:
> Grundlagen zum Studium der Wissenschaft. Band II. Hofmann Verlag, Schorndorf 1994

TALAGA, J.:
> Fußballtraining. Sportverlag, Berlin 1979

THEUNE-MEYER, T./BISANZ, G.:
> Der Weg zur Europameisterschaft. Fußballtraining 9 (1989), 3 - 16

THIESS, G./SCHNABEL, G.:
> Leistungsfaktoren in Training und Wettkampf. Sportverlag, Berlin 1987

VOLKAMER, M.:
> Messen und Zensieren im Sportunterricht. Hofmann Verlag, Schorndorf 1978

WARWITZ, S.:
> Das sportwissenschaftliche Experiment. Verlag Karl Hofmann, Schorndorf 1976

WEBER,J.,U.A.:
> Die Bedeutung muskuläre Dysbalancen für die Störung der arthromuskulären Beziehungen. Medizin und Sport. Berlin 25 (1985), 5, 149 - 151

WEINECK, J.:
> Optimales Training. Medizinische Verlagsgesellschaft mbH, Erlangen 1997

WEINECK, J.:
> Optimales Fußballtraining. Medizinische Verlagsgesellschaft mbH, Erlangen 1998

WEIZSÄCKER,C.F.VON.:
> Die Tragweite der Wissenschaft. Stuttgart 1990

185

WERNER, S./HANS, S./THOMAS, T.:

Beweglichkeit. Theorie und Praxis. Georg Thieme Verlag, Stuttgart, New York 1989

WILLIMCZIK, K.:

Forschungsmethoden in der Sportwissenschaft – Statistik im Sport. Czwalina Verlag, Hamburg 1999

WINKLER, W.:

Spielbeobachtung bei Fußballspielern in Zusammenhang mit Spielpositionen, Spielsystemen und Laufbelastung. Leistungsfußball (1983), 63 - 68

ZINTL, F.:

Ausdauertraining. BLV Verlagsgesellschaft mbH, München, Wien, Zürich 1994

8. ANHANG

8. 1. Dokumente und Tabellen

Verein :　　Datum:　　　Uhrzeit:　　　Ort:　　　Testleiter:

Nr.	Name - Vorname	Test. 1	Test. 2	Test.3. 1	Test. 3. 2	Test. 3. 3	Test. 4	Test. 5	Test. 6	Test. 7	Test. 8	Gesamtnote	Rang
1													
2													
3													
4													
5													
6													
7													
8													
9													
10													
11													
12													
13													
14													
15													
16													
17													
18													
19													
20													
21													
22													
23													
24													
25													

Erläuterungen : Die Einzelwerten der Übungen 1 - 8 werden zur Gesamtwerte Aufsummiert

Abb. 1: Schema die Wertenerfassung

n	Test 1 T1	Test 1 T2	Test 2 T1	Test 2 T2	Test 3.1 T1	Test 3.1 T2	Test 3.2 T1	Test 3.2 T2	Test 3.3 T1	Test 3.3 T2	Test 4 T1	Test 4 T2	Test 5 T1	Test 5 T2	Test 6 T1	Test 6 T2	Test 7 T1	Test 7 T2	Test 8 T1	Test 8 T2
1	3090	3100	45	43	1,92	1,9	3,32	3,36	6,7	6,6	7,8	7,7	13	13	27,1	27,37	33	33	46	51
2	3050	3000	52	56	1,91	1,96	3,25	3,28	7	6,78	8,3	8,7	12	14	27,12	26,44	34	35	51	50
3	3325	3325	51	50	1,9	1,92	3,2	3,23	7	6,75	9,6	9,65	18	19	26,9	27,15	34	39	52	50
4	2200	2050	48	50	1,97	2	3,3	3,31	7,05	7	9,7	9,8	-12	-8	28,13	29,1	34	31	52	50
5	3150	3140	56	60	2,03	2	3,4	3,38	6,83	6,75	7,65	7,6	22	22	27,65	27,32	33	32	47	48
6	3395	3380	45	44	2,05	2,01	3,35	3,37	6,68	6,63	6,25	7,1	5	7	27,1	27	33	33	39	41
7	3250	3160	43	41	1,99	1,99	3,35	3,32	7,67	7,15	8,84	8,9	12	15	34,7	34,5	30	28	39	44
8	2975	2900	52	52	2,15	2,12	3,47	3,45	6,85	6,9	9,39	9,25	9	9	27,7	27,25	32	31	46	45
9	3075	3085	47	44	1,92	1,91	3,24	3,22	7,08	7	8,6	8,5	20	22	28,1	28,08	30	30	50	49
10	2940	2920	48	49	1,9	1,92	3,19	3,23	6,6	6,65	8,52	8,5	-14	-16	27,28	27,29	29	30	42	46
11	3100	3120	38	40	1,88	1,9	3,17	3,2	6,45	6,75	7,12	7,1	-2	-4	29,8	30,1	25	25	46	44
12	2200	2100	50	51	1,93	1,95	3,32	3,32	6,5	6,45	8,66	8,1	13	11	26,45	26,35	32	34	55	56
13	3090	3120	51	56	1,9	1,87	3,21	3,19	6,56	6,42	9,94	9,65	17	17	26,7	26,68	29	31	49	47
14	3100	3115	47	47	1,95	1,97	3,3	3,33	6,71	6,73	9,1	9,15	10	10	**27,1**	**27**	32	33	45	44
15	2875	2850	37	36	2,05	2	3,48	3,46	7,44	7,42	6,9	6,99	8	6	27,12	27,2	31	32	40	41

Erläuterung:

1. Cooper-Test, Gesamtzahl der erzielten Strecke in Metern

2. Standhochsprung, Gesamtzahl der erzielten Höhe in cm

3.1. Antrittsfähigkeit (10-m), Zeiten des 1. und 2.Umlaufes in Sekunden und Zehntelsekunden

3.2. Beschleunigungsvermögen (20 m), Zeiten des 1. und 2. Umlaufes in Sekunden und Zehntelsekunden

3.3. Sprintschnelligkeit (50 m),Zeiten des 1. und 2. Umlaufes in Sekunden und Zehntelsekunden

4. Medizinball - Weitwurf, Weite des 1. und 2. Versuches in Metern

5. Rumpfbeugen Vorwärts, Extremstellung erreicht Wert nach unten in cm

6. Schnelligkeitsausdauer (200 m - Lauf), Zeiten des 1. Umlaufes in Sekunden und Zehntelsekunden

7. Sit-Up (Aufrichten aus der Rückenlage), Gesamtzahl der Wiederholungen in 30 Sekunden

8. Ballweitschießen, Weite des 1. 2. und 3. Versuches in Metern

Tab. 1: Rohwerte der Voruntersuchung (Test – Retest)

	Test		Retest	
Nr.	Gesamt-T-Wert	Rang	Gesamt-T-Wert	Rang
1	492,81	10	495,31	10
2	531,56	3	529,64	3
3	555,93	1	558,19	1
4	498,25	9	495,88	9
5	531,5	4	524,22	4
6	465,52	12	467,48	13
7	541,67	2	530,54	2
8	517,5	6	506,15	7
9	521,85	5	516,98	5
10	449,16	14	461,05	14
11	432,73	15	445,94	15
12	489,65	11	488,47	11
13	511,32	7	512,48	6
14	500,3	8	499,94	8
15	460,17	13	467,62	12

Tab. 2: Test- und Retestwerte für die Reliabilitätsuntersuchung

T2	T1	T2	T1	T2	T1	T2	T1	T2	T1	T2	T1	T2	T1	T2	T1	T2	T1	T2	T1
47	49	35	35	24,79	24,77	18	16	7,62	7,58	6,5	6,5	3,21	3,19	1,91	1,89	40	40	3210	3190
59	59	37	37	24,59	24,57	12	14	9,46	9,34	6,48	6,46	2,97	2,99	1,82	1,8	46	48	3195	3205
46	46	33	33	25,32	25,34	-1	-1	7,66	7,74	6,49	6,51	3,1	3,06	1,9	1,92	62	62	3205	3195
39	41	27	27	26,23	26,25	16	14	7,98	8,02	6,86	6,84	3,34	3,32	2,02	1,98	48	50	2880	2870
38	38	24	24	26,09	26,11	10	10	8,09	8,11	6,25	6,25	3,13	3,15	1,84	1,86	58	58	2755	2745
37	37	29	27	27,33	27,31	15	13	8,58	8,62	6,08	6,1	3,37	3,37	2,15	2,17	50	50	2905	2895
41	41	28	28	26,73	26,27	11	11	7,29	7,31	6,6	6,6	3,16	3,16	1,85	1,85	48	48	2840	2830
55	57	26	26	23,88	23,9	17	17	8,86	8,94	6,3	6,2	2,97	2,95	1,96	1,94	50	52	2855	2845
31	31	25	25	29,12	29,14	15	15	6,64	6,76	6,87	6,85	3,1	3,12	1,9	1,92	49	49	2985	2995
44	44	31	31	25,74	25,78	16	16	10,88	10,92	6,65	6,65	3,35	3,35	1,98	1,96	50	52	2475	2465
53	51	23	23	26,74	26,7	16	14	8,76	8,64	7	7	3,23	3,1	1,94	1,94	40	42	3090	3110
43	43	20	22	26,99	27,01	9	11	8,58	8,62	6,66	6,54	3,09	3,07	1,99	2,01	52	52	2470	2480
45	45	35	35	26,46	26,44	6	8	6,52	6,68	7,21	7,19	3,39	3,39	2,02	1,98	45	45	2745	2755
51	51	35	35	26,03	26,05	13	13	8,92	8,88	6,8	6,8	3,22	3,2	1,78	1,8	58	58	3095	3105
52	50	29	31	30,08	30,1	19	21	7,95	7,93	6,91	6,89	3,16	3,16	1,97	1,97	52	52	2805	2795
43	43	30	30	24,48	24,52	11	11	6,74	6,72	6,3	6,3	3,28	3,26	2,02	2,02	53	53	2945	2955
47	47	25	25	25,76	25,8	9	9	6,76	6,84	6,13	6,11	3,13	3,17	1,95	1,95	45	45	3155	3145
64	66	27	25	27,62	27,64	16	18	9,06	9,04	6,51	6,51	3,2	3,2	1,8	1,83	55	55	3045	3035
52	52	33	33	26,81	26,83	10	10	7,39	7,41	7	7	3,32	3,3	2,09	2,09	53	53	3040	3050
54	54	32	32	24,05	24,05	15	15	7,46	7,44	6,12	6,1	3	3,02	1,67	1,67	56	58	2845	2855
56	56	30	30	24,82	24,88	13	13	6,43	6,47	6,25	6,25	3,01	3,03	1,91	1,91	42	42	2805	2795
50	50	27	27	24,44	24,46	15	15	9,46	9,48	6,46	6,44	3,37	3,37	2,06	2	62	62	3355	3345
43	43	30	30	25,71	25,73	11	11	6,69	6,71	6,25	6,25	2,84	2,84	1,67	1,69	64	64	2735	2745
45	45	34	34	25,79	25,81	19	21	8,78	8,82	6,59	6,61	3,02	3,02	1,67	1,65	45	45	2885	2895
44	44	32	30	25,91	25,93	15	15	7,79	7,81	6,56	6,54	3,12	3,08	1,64	1,68	39	39	2925	2915
55	55	28	28	24,49	24,51	15	15	7,64	7,66	6,95	6,95	3,28	3,26	1,99	2,01	59	59	1680	1670
48	50	28	28	28,97	29,03	10	10	8,67	8,63	7,01	6,99	3,47	3,49	2,2	2,18	48	48	2470	2480
40	40	31	31	26,21	26,23	14	14	9,41	9,39	6,52	6,52	3,54	3,54	2,21	2,19	43	41	3070	3080
52	52	21	21	26,8	26,84	14	12	8,34	8,36	6,42	6,44	3,25	3,25	1,95	1,97	60	60	2820	2830
41	41	33	33	28,09	28,11	20	20	7,86	7,94	6,14	7,12	3,17	3,17	1,98	2,02	50	50	2645	2655

33	35	31	31	27,58	27,54	8	8	6,98	7,02	6,85	6,85	3,15	3,15	1,98	1,96	54	54	3205	3215
47	47	27	27	26,11	26,13	16	18	8,49	8,51	6,6	6,62	3,28	3,28	2,05	2,07	55	55	2770	2780
37	37	23	23	29,83	29,85	14	14	7,86	7,94	6,86	6,86	3,6	3,6	2,17	2,19	40	40	2310	2320
47	47	30	30	28,5	28,56	20	20	7,69	7,71	6,75	6,73	3,09	3,11	1,67	1,65	63	61	3195	3205
39	41	29	29	28,67	28,73	10	10	8,24	8,26	6,75	6,75	3	3	1,97	1,99	57	57	2595	2605
51	51	31	29	29,16	29,18	5	5	7,92	7,88	6,6	6,6	3,34	3,42	1,87	1,85	55	55	2645	2655
55	53	33	33	26,8	26,82	7	7	7,58	7,62	6,41	6,39	3,16	3,14	1,91	1,91	51	51	1945	1955
50	50	26	26	32,76	32,8	-1	-1	8,54	8,56	6,85	6,87	3,36	3,36	2,02	2,02	53	53	2875	2865
55	55	29	29	30,27	30,25	0	0	9,47	9,43	6,68	6,68	3,1	3,1	1,81	1,81	56	56	2755	2745
52	54	29	29	26,32	26,34	-2	-2	7,86	7,94	6,87	6,85	3,15	3,15	1,99	1,95	48	48	2845	2855
40	40	36	36	25,72	25,76	16	16	6,56	6,54	6,72	6,7	2,88	2,88	1,93	1,91	33	33	3105	3095
50	50	22	22	34,28	34,26	14	16	9,27	9,23	6,87	6,89	3,16	3,14	1,91	1,89	52	52	2895	2885
55	55	25	25	26,49	26,51	3	3	6,38	6,42	6,5	6,5	3,19	3,19	1,87	1,84	45	45	3025	3015
51	49	30	30	25,73	25,71	9	9	6,02	5,98	6,48	6,48	3,1	3,12	1,82	1,84	48	48	2855	2845
56	56	24	24	27,43	27,45	16	16	8,36	8,4	7,27	7,27	3,24	3,24	1,82	1,82	43	43	2255	2245
36	36	32	32	24,95	24,97	17	17	8,39	8,41	6,72	6,72	3,1	3,1	1,8	2,02	51	51	2705	2715
40	40	33	33	24,63	24,61	8	10	8,56	8,64	6,42	6,44	3,11	3,09	2	1,86	63	63	2785	2795
45	45	29	29	26,08	26,1	18	18	8,58	8,62	7,12	7,12	3,27	3,27	1,86	1,99	61	61	3105	3095
40	40	28	28	28,62	28,64	24	26	8,86	8,84	7,13	7,15	3,17	3,15	2,01	1,73	53	53	3095	3105
43	43	27	27	27,87	27,89	13	13	7,39	7,41	7,01	7,03	3,2	3,2	1,71	2,07	46	46	2845	2835
37	37	27	27	28,68	28,7	15	15	7,56	7,64	7,25	7,25	3,17	3,17	2,07	2,1	41	43	3045	3055
46	46	38	40	27,14	27,16	19	19	9,63	9,67	6,75	6,75	3,34	3,36	2,12	1,96	50	50	3320	3330
50	50	35	35	26,43	26,45	13	15	8,68	8,72	6,79	6,77	3,02	3,02	1,98	2	56	56	2995	3005
46	46	30	30	29,18	29,22	6	8	8,16	8,24	6,77	6,99	3,35	3,35	1,98	1,98	48	48	2725	2735
51	51	29	29	28,29	28,31	6	8	7,68	7,72	6,8	6,8	3,3	3,3	1,96	2,01	46	46	2480	2470
37	37	30	30	26,58	26,6	8	8	7,19	7,21	6,9	6,9	3,43	3,43	1,99	1,94	47	47	2810	2820
49	49	34	34	26,55	26,57	14	14	10,69	10,71	6,65	6,65	3,08	3,06	1,94	1,99	58	58	3205	3195
45	45	31	29	27,01	27,03	1	1	8,46	8,44	6,4	6,4	3,31	3,31	2,01	1,97	49	51	2745	2755
47	45	28	30	26,66	26,6	8	10	8,24	8,26	6,54	6,56	3,21	3,21	1,97	1,9	53,00	53	2130	2120
57	57	27	27	30,03	30,01	19	17	9,76	9,84	6,81	6,79	3,24	3,24	1,9	1,95	57	57	2870	2880
46	46	30	30	29,52	29,54	4	4	8,29	8,31	7,09	7,11	3,2	3,2	1,93	2,09	44	44	2955	2945
40	40	29	29	30,47	30,49	1	1	8,39	8,41	6,94	6,94	3,16	3,16	2,09	2,09	46	46	2955	2945
50	50	25	25	29	29,04	10	10	9,78	9,82	7,1	7,1	3,38	3,38	2,21	2,23	48	48	2335	2345

35	35	26	26	29,03	29,01	7	5	6,86	6,94	7	7	3,2	3,2	1,92	1,9	46	46	2505	2515
45	45	25	25	27,94	27,98	10	10	6,28	6,32	6,41	6,39	2,7	2,7	1,25	1,25	55	55	2535	2545
53	53	30	30	24,51	24,53	10	10	7,99	8,01	6,68	6,68	3,1	3,08	1,87	1,87	43	43	2805	2795
41	41	33	33	26,99	27,01	7	7	7,09	7,11	6,63	6,63	3,11	3,11	1,9	1,9	44	44	3385	3375
44	44	28	28	34,52	34,48	14	16	8,89	8,91	7,14	7,16	3,5	3,5	2,14	2,16	41	41	3155	3165
45	45	31	31	27,24	27,26	9	9	9,26	9,24	6,9	6,9	3,29	3,29	2,08	2,08	52	52	2895	2905
44	44	25	25	30,1	30,1	-4	-4	7,08	7,12	6,96	6,94	3,19	3,19	1,87	1,89	40	40	3115	3125
56	56	34	34	26,35	26,35	12	10	8,09	8,11	6,46	6,44	3,18	3,18	1,87	1,89	51	51	2105	2095
46	48	32	30	26,68	26,68	17	17	9,64	9,66	6,41	6,43	3,12	3,12	1,87	1,87	55	57	3125	3115
50	50	31	31	29,06	29,14	-8	-8	9,8	9,8	7	7	3,21	3,21	2,3	2,3	50	50	2045	2055
48	48	32	32	27,31	27,33	21	23	6,98	7,02	6,7	6,7	3,31	3,31	2,18	2,16	60	60	3135	3145
49	49	30	30	28,09	28,07	22	22	8,59	8,61	7	7	3,5	3,5	1,97	1,97	44	44	3080	3090
46	46	30	30	27,28	27,3	-16	-16	8,51	8,51	6,67	6,63	3,34	3,36	1,97	1,97	49	49	2915	2925
40	40	25	25	25,55	25,59	21	21	7,36	7,24	6,98	6,94	3,31	3,31	2,04	2,02	39	39	2505	2495
41	41	28	28	25,04	25,06	11	9	7,29	7,31	6,3	6,3	3,56	3,56	2,02	1,98	51	51	2825	2815
50	50	30	30	23,1	23,12	3	3	10,18	10,22	5,77	5,77	2,53	2,53	1,91	1,91	47	47	3355	3345
46	46	31	31	27,24	27,2	19	21	9,89	9,91	6,9	6,9	3,27	3,27	2,09	2,11	49	51	2445	2455
40	40	27	27	25,33	25,35	8	10	6,99	7,01	6,55	6,57	3,17	3,17	2,2	2,18	45	45	3045	3055
43	43	27	27	24,83	24,81	12	10	9,62	9,78	6,7	6,72	3,24	3,24	2,06	2,06	52	52	3155	3145
34	36	32	32	26,03	26,01	4	4	9,04	9,06	6,9	6,9	3,26	3,26	2,09	2,09	48	48	3005	2995
30	30	28	28	26,77	26,73	15	13	6,65	6,65	6,76	6,78	3,57	3,55	2,04	2,05	39	39	2505	2495
40	40	30	30	26,98	27	9	11	7,39	7,41	6,9	6,9	3,26	3,26	1,85	1,85	36	36	3155	3145
40	40	32	32	27,86	27,9	2	2	7,38	7,42	6,81	6,79	3,33	3,33	1,91	1,91	35	35	3105	3095
40	40	31	31	26,46	26,48	14	12	7,64	7,66	6,88	6,88	3,29	3,29	2,07	2,05	47	47	3070	3080
41	43	32	32	27,06	27,1	12	12	6,96	7,04	6,61	6,59	3,14	3,14	1,84	1,84	54	54	3185	3175
38	38	31	31	27,14	27,12	15	13	7,94	7,96	6,6	6,6	3,3	3,3	1,86	1,86	50	50	3015	3025
38	40	28	30	25,16	25,24	21	23	10,66	10,64	6,71	6,69	3,13	3,13	1,9	1,9	59	59	2835	2825
43	45	33	33	27,09	27,11	14	16	8,36	8,34	6,31	6,29	3,14	3,14	1,99	2,01	44	44	3055	3045
34	32	30	30	26,05	26,03	5	5	7,98	8,02	6,99	7,01	3,67	3,65	2,18	2,2	49	49	3085	3075
59	61	38	38	24,07	24,05	9	11	8,79	8,81	6,4	6,4	2,56	2,54	1,73	1,71	53	53	3045	3055
37	37	32	30	24,98	25,02	12	14	7,87	7,83	6,7	6,7	3,22	3,22	1,92	1,9	47	49	3795	3805
57	59	34	34	24,7	24,66	19	21	7,56	7,54	6,5	6,5	3,19	3,19	1,91	1,89	53	53	2745	2755
39	41	24	24	25,34	25,36	1	1	8,28	8,32	6,39	6,41	3,16	3,16	1,91	1,91	58	58	2705	2695

	T1	T2	T1	T2	T1	T2	T1	T2	T1	T2	T1	T2	T1	T2	T1	T2	T1	T2
2795	52	52	1,76	1,74	3,02	3,02	6,4	6,4	7,44	7,46	2	2	25,88	25,9	33	33	51	49
3050	55	53	2,01	1,99	3,19	3,21	6,6	6,6	11,14	11,06	14	14	25,19	25,21	38	38	44	46
3315	59	59	2,23	2,21	3,3	3,3	6,9	6,88	10,31	10,29	8	6	26,03	25,97	29	31	46	46
3170	49	47	2,05	2,07	3,15	3,16	6,59	6,61	6,83	6,87	2	2	25,73	25,67	35	35	51	49
2775	57	55	1,92	1,9	3,33	3,17	6,39	6,41	8,72	8,68	21	23	25,22	25,2	38	38	59	57
2805	50	50	1,83	1,85	3,17	3,35	6,66	6,64	7,81	7,97	-10	-12	25,26	25,22	28	28	47	47
2685	65	63	1,83	1,83	3,23	3,17	6,79	6,77	9,12	9,08	10	10	26,28	26,32	29	27	51	49
3045	45	45	1,96	1,98	3,43	3,25	6,19	6,17	7,96	7,94	13	15	26,36	26,34	37	37	47	47
3545	52	52	2,09	2,11	3,06	3,43	6,13	7,13	8,07	8,03	13	13	25,62	25,58	36	36	44	44
2755	63	63	1,86	1,88	3,09	3,06	6,25	6,27	10,26	10,24	19	17	27,45	25,47	31	31	45	43
2855	43	45	1,58	1,6	3,22	3,09	6,69	6,69	8,68	8,68	-10	-10	25,3	25,26	36	36	52	50
3055	60	58	1,75	1,75	3,18	3,22	6,59	6,59	9,2	9,16	11	9	25,24	25,24	33	33	52	52
3195	44	44	1,85	1,83	3,15	3,18	6,74	6,74	7,73	7,71	13	13	25,21	25,19	31	29	46	46
3055	50	48	1,99	1,99	3,29	3,15	6,51	6,49	7,87	7,83	15	15	24,33	24,37	36	36	51	53
3085	45	45	2,02	1,98	3,38	3,29	6,69	6,71	7,82	7,78	13	13	27,1	27,1	32	34	45	45
2855	57	57	1,99	2,01	3,02	3,38	6,41	6,39	8,44	8,46	15	17	27,51	27,49	25	25	49	49
3095	46	48	1,74	1,7	3,28	3,04	6,59	6,61	7,44	7,46	10	10	26,2	26,2	32	32	58	56
2975	63	61	1,98	1,98	3,63	3	6,79	6,81	8,41	8,39	17	17	25,22	25,22	30	30	43	43
2480	41	39	2,03	2,03	3,77	3,65	6,51	6,49	9,05	9,05	12	12	27,01	26,99	26	26	40	40
2915	47	47	2,1	2,08	3,7	3,79	7,79	7,81	9,44	9,46	19	17	26,11	26,09	31	29	45	45
2855	47	47	2,05	2,07	3,54	3,7	6,94	6,96	7,9	7,86	14	14	26	26	29	29	55	57
2860	52	50	2,01	2,01	3,39	3,56	6,76	6,74	8,12	8,08	14	14	25,5	25,5	27	27	54	54
2835	42	42	1,96	1,94	3,58	3,41	6,54	6,56	7,95	7,95	13	11	25,34	25,32	25	25	50	50
2845	44	44	2,05	2,05	3,59	3,58	6,88	6,86	7,84	7,86	9	7	29	29	32	32	55	55
2990	45	45	2,02	1,98	3,41	3,61	6,9	6,9	9,04	9,06	8	8	27,09	27,11	31	33	55	57
2860	45	43	2,01	1,99	3,41	3,41	6,61	6,59	7,8	7,8	11	13	27,3	27,3	25	25	49	47
2895	39	39	2,03	2,01	3,18	3,18	7,15	7,13	8,71	8,69	6	6	26,94	26,96	32	32	56	54
2465	50	52	2,03	2,03	3,51	3,49	7,21	7,19	9,92	9,88	16	14	27,1	27,06	29	29	39	41

Erläuterung: Testerklärung siehe Tab. I

T1 = Werte von Tester 1

T2 = Werte von Tester 2

Tab. 3: Rohwerte der Hauptuntersuchung (ges. Spieler)

Nr.	Gesamt -T- Wert	Rang	Nr.	Gesamt -T- Wert	Rang	Nr.	Gesamt -T- Wert	Rang
1	509,07	72	43	547,7	112	84	544,2	109
2	484,88	44	44	550,36	114	85	528,83	96
3	511,75	77	45	508,77	70	86	529,03	97
4	505,22	64	46	529,32	98	87	493,02	55
5	554,03	118	47	507,71	68	88	510,29	76
6	480,06	37	48	457,45	15	89	509,03	71
7	541,03	107	49	453,33	12	90	480,33	38
8	525,43	91	50	526,29	92	91	505,69	65
9	534,48	103	51	495,13	59	92	481,5	39
10	479,88	36	52	417,2	2	93	519,62	87
11	497,63	60	53	468,51	29	94	498,74	61
12	541,87	108	54	483,55	42	95	489,09	50
13	495,04	57	55	509,4	74	96	557,19	120
14	464,53	25	56	515,5	79	97	546,02	111
15	461,01	21	57	447,58	8	98	447,97	10
16	531,74	100	58	520,11	89	99	435,01	5
17	557,6	121	59	531,33	99	100	506,22	67
18	467,55	27	60	439,88	6	101	460,7	18
19	459,5	17	61	491,02	53	102	554,05	119
20	540,8	106	62	495,1	58	103	490,03	52
21	553,44	117	63	463,39	23	104	499,67	63
22	460,81	19	64	547,72	113	105	432,91	4
23	562,78	122	65	617,84	124	106	482,38	41
24	519,78	88	66	532,19	101	107	552,6	116
25	550,88	115	67	520,56	90	108	483,81	43
26	515,65	80	68	418,34	3	109	518,34	84
27	464,03	24	69	468	28	110	491,43	54
28	473,68	30	70	537,37	104	111	488,28	48
29	506,12	66	71	518,08	83	112	486,46	46
30	476,09	32	72	479,29	34	113	517,9	82
31	509,1	73	73	485,3	45	114	473,89	31
32	488,65	49	74	443,58	7	115	518,46	85
33	508,66	69	75	447,62	9	116	412,94	1
34	479,6	35	76	528,25	95	117	457,39	14
35	510,05	75	77	518,5	86	118	478,12	33
36	494,47	56	78	526,95	93	119	527,12	94
37	537,68	105	79	566,19	123	120	455,04	13
38	467,1	26	80	461,81	22	121	450,74	11
39	487,98	47	81	533,3	102	122	512,44	78
40	516,89	81	82	489,66	51	123	482,36	40
41	544,61	110	83	499,28	62	124	460,94	20
42	458,91	16						

Erläuterungen: Die Nummern entsprechen der Namen

Tab. 4: Gesamt -T- Werte und Ränge der ges. Spielern

Al-Gasira (A)		Al-Faisali (B)		Al-Wahdat (C)		Al-Ahli (D)	
Nr.	Rang		Rang	Nr.	Rang	Nr.	Rang
1	72	Nr.	57	24	88	38	26
2	44	13	25	25	115	39	47
3	77	14	21	26	80	40	81
4	64	15	100	27	24	41	110
5	118	16	121	28	30	42	16
6	37	17	27	29	66	44	114
7	107	18	17	30	32	45	70
8	91	19	106	31	73	46	98
9	103	20	117	111	48	47	68
10	36	21	19	112	46	48	15
11	60	22	122	113	82	49	12
12	108	23	88	114	31	50	92
37	119	24	41	115	85	51	59
96	84	101	116	116	1	52	2
97	105	104	43	117	14	53	29
102	120	105	54	118	33	103	52
109	111	106	63	119	94	123	40
		107	4	120	13		
		108	18	122	78		
		110		124	20		

Tab. 5: Die Nummern und Rang der getesteten Mannschaften

Die Spieler haben die gleiche Nummern wie in der Hauptuntersuchung

8.2 Danksagung

An erster Stelle danke ich Herrn Prof. Dr. Hannes Neumann, der einige Stunden konstruktive Beiträge zum Aufbau der Arbeit investierte.

Mein Dank gilt auch Herrn Univ.-Prof. Dr. med. Paul E. Nowacki für seine Bereitschaft, die vorliegende Arbeit als Zweitgutachter zu beurteilen.

Weiterhin bedanke ich mich bei alle Freunden, Kollegen und Helfern, ohne deren Hilfe diese Arbeit in der vorliegenden Form nicht hätte geschrieben werden können.

Besonderer Dank gilt auch dem Präsidenten des Jordanischen Fußball-Verbandes sowie den Mitarbeitern und dem Dekan des Sportinstituts der jordanischen Universität, ohne deren Unterstützung diese Studie nicht möglich gewesen wäre.

Für den Einsatz beim Korrekturlesen des Skriptes möchte ich mich abschließend noch bei Michael Gräpel bedanken.

Mohammed K. Bakir Bashokhaj

8.3 Erklärung

Ich erkläre hiermit, daß ich die vorgelegte Dissertation selbständig verfaßt, keine anderen als die angegebenen Hilfsmittel verwandt und die Stellen, die anderen Werken im Wortlaut oder dem Sinne nach entnommen sind oder auf mündlichen Auskünften beruhen, mit Quellenangaben kenntlich gemacht habe.

Mohammed Khaled Bakir Bashokhaj

8.4 Lebenslauf

Name:	Mohammed Khaled Bakir Bashokhaj
Geburtsdatum:	24. 12. 1944
Geburtsort:	Amman, Jordanien
Eltern:	Khaled Bakir Bashokhaj (Vater)
	Bahia Musa Nakriz (Mutter)
Familienstand:	verheiratet mit Randa Amin Hena, 2 Töchter: Nataly und Saly
Schulbildung:	1953 – 1959 Grundschule (Musa Eben Nuser Amman, Jordanien)
	1959 – 1962 Realschule (Dirar Eben El Asuer Amman, Jordanien)
	1962 – 1965 Gymnasium (Hussen College Amman, Jordanien)
Studium:	1966 – 1974 Studium der Sportwissenschaft (Diplom) Universität Belgrad – Yugoslavia
	1986 - 1989 Studium der Sportwissenschaft (Magister) Stipendiat der DAAD Justus-Liebig-Universität Gießen
	Seit 1998 Promotionsstudium Justus-Liebig-Universität Gießen
Wissenschaftliche Tätigkeit:	1974 – 1982 Sportleiter beim Jordanischen Militärsportverband (J.M S C) und ihren Instituten
	1982 – 1985 Wissenschaftlicher Mitarbeiter Institut für Sportwissenschaft Jordanische Universität, Amman, Jordanien
	1989 – 1987 Wissenschaftlicher Mitarbeiter Institut für Sportwissenschaft Jordanische Universität, Amman, Jordanien